Recuperación de la codependencia

Estrategias de desprendimiento saludable para dejar de luchar contra las relaciones codependientes, los celos obsesivos y aumentar su autoestima [Codependncy Cure, Spanish Edition]

Melina Pera

Tabla de contenido

PRÓLOGO
comprensión codependencia

¿Cuál es la codependencia?

En la actualidad, no existe un acuerdo sobre un sentido de la codependencia. Sin embargo, algunas definiciones de trabajo pueden ser adoptados. En general, la codependencia es una apasionada condición, mental y del comportamiento que crea debido a una persona que está dibujado a cabo la exposición a, y la práctica de una gran cantidad de normas duras - reglas que evita la articulación abierta de sentirse igual de la charla inmediata del hombre, tal como relacionales cuestiones. La codependencia se ha definido como un ejemplo de insoportable dependencia de las prácticas habituales y respaldo de otros a descubrir la seguridad, la autoestima, y el carácter. La codependencia significa una disminución de la capacidad para iniciar o tener un interés en adorar conexiones o relaciones. Por otra parte, se ha denominado como una indicación de abandono - de uno está perdido realidad interna y una dependencia de la realidad externa.

Inicialmente, se aplicó el término codependiente claramente a los grupos de bebedores. A la larga, el término se extendió a recordar las familias con subordinado a alguien para cualquier tipo de medicación. Hoy en día, la palabra se usa con frecuencia para nadie representan en una relación notable (o asociaciones) con un individuo que muestra algún tipo de dependencia. Tales condiciones podrían incorporar licor, medicar, el sexo, la alimentación, el trabajo, las apuestas, los logros, la compulsión o algo diferente. Estar en asociación con este tipo de individuo aporta regularmente sobre la codependencia, que incluye una conciencia desequilibrada de otras de las expectativas para proteger, reparar y ayudar a este individuo.

Un individuo que padece o que experimentan la codependencia se denomina codependiente, y una definición práctica de un codependiente es un individuo que no puede trabajar desde su propia innata y en vez organiza el pensamiento y la conducta en torno a una sustancia, proceso o de otras personas. Una persona codependiente es aquel que da de otra persona llevar a cabo una oportunidad de influir en él o ella y que está fijado en el control de la conducta de esa persona.

Tal como ha establecido anteriormente, existen muchas concepciones sobre lo que es la codependencia, lo que lleva a una situación en la que las situaciones o escenarios que no tienen nada que ver con la codependencia etiquetados como tales. Como resultado, la necesidad de desenmascarar estos conceptos erróneos. El individuo en la vida del codependiente puede ser un individuo sólido o desafortunado o reunión de personas. Los codependientes reaccionan a los sentimientos, sensaciones, condiciones, problemas del presente individuales o actividades con desasosiego, desgracia, el estrés, la culpa o la compasión.

Los codependientes tienden a sobre responden a las cosas fuera de sí mismos, y bajo-responden a las cosas dentro de sí mismos. El exceso de respuesta a las cosas fuera es la parte adictiva de la codependencia. El codependiente puede ayudar a otras personas en caso de emergencia, solucionar los problemas de los demás, se centran alrededor de todo lo negativo y cosas dañinas otros hacen a esa persona, y una reprimenda a otros por sus problemas de reclamación. Estos son en su mayor parte los métodos para mantenerse alejado de dentro del mundo real y la agonía. La escasa respuesta a las cosas en el interior es la parte renunciar de la codependencia. El codependiente mantiene una distancia estratégica de los sentimientos, el tormento, la felicidad, sueños, pensamientos, fideicomisos, deseos, inclinaciones, planes y objetivos. ¡Estas son las cosas que hacen que un individuo que son! Ellos son el carácter del individuo. De esta manera, la codependencia se convierte en una negación del yo.

La codependencia sucede cuando las necesidades naturales de un individuo y los requisitos para la adoración y la seguridad se han visto obstaculizados en una asociación con un individuo roto, dando lugar a una ausencia de objetividad, una conciencia distorsionada de otras de las expectativas, siendo controlada y controlar a otros, daños y ultraje culpa y desamparo. Esta frecuencia se inicia en la adolescencia. La codependencia es un impulso para controlar y salvar a otros mediante la fijación de sus problemas. Esto influye en la codependiente conexiones de todos los individuos, lo que, es más, querer. Por lo tanto, mientras que la codependencia puede comenzar como un problema en uno solo o un apenas conexiones, que regularmente se resumió y el codependiente individuo reacciona de una manera codependiente a todo el mundo en su vida, con el sonido y las personas desafortunadas.

Unos Consecuencias de la codependencia incluyen: Sometimiento a la satisfacción de los demás; Verse limitados por alguien y tratar de controlar a la persona de que se trate; Siendo dependiente de la satisfacción de los demás; Asumiendo la responsabilidad de asegurar que otros están contentos, fructífera y sentirse bien; Sentirse arrepentida cuando no lo hace todo sin defecto constante; y tratar de hacer un pozo individual debilitado, sin embargo, liquidación aniquilado a sí mismo.

Lo que puede no equivale a la codependencia

Es imprescindible tomar nota de que cualquier significado de la codependencia puede incorporar personas que tienen al menos otro problema mental; por ejemplo, sobre la cuestión habitual superior, una falta de capacidad de concentración consistente de dispersión, dispersión bipolar, así como cuestión de carácter, por ejemplo, narcisista, subordinado, o en el límite.

La codependencia tampoco está proporcionando el cuidado, la consideración, o interdependencia. Hay casos en que los individuos fueron marcados "codependiente" a la luz del hecho de que se trataba de un miembro de la familia aniquiladas o ayudar a alguien. conducta codependiente en una circunstancia particular no crea un codependiente individuo. Una evaluación de la codependencia depende de un ejemplo más grande de conducta y se fue con los diferentes atributos.

La codependencia no está proporcionando el cuidado.

Numerosas personas, especialmente mujeres, aprecian el apoyo y pensar en los demás. Algunos hacen un llamado, a pesar de mí. Las madres se conectan a pensar en sus jóvenes. Codependiente proporcionar atención es única en relación a ofrecer atención a alguien. De hecho, la codependencia, que podría haber más teniendo que dar cuando los requisitos del proveedor son lo primero. Esto es a causa de que se origina de atención que proporcionan a plenitud, y de cuidado exuda de necesidad y las dificultades.

La codependencia hace la bondad no significa

Es, sin duda, la normalidad y cumpliendo para ser útil y amable con otras personas. En cualquier caso, codependiente satisfacer irradia de baja confianza - más para llegar a dar. ¡Numerosos codependientes no tienen una decisión! No pueden afirmar que no. Al igual que con la prestación de cuidados, es menos las actividades que deciden la codependencia, sin embargo, la perspectiva de la complaciente. La investigación básica es si usted está dando desde una posición de confianza o de culpa, temor o debilidad.

La codependencia no es la interdependencia

En cuanto a las conexiones, independientemente de si los elementos están codependiente o sólido, la interdependencia puede no ser evidente a primera. Aunque, desde el exterior una pareja codependiente puede tener un aspecto físico, intelectual y financieramente autónoma, como regla general, hay dos genuinamente independientes y temblorosas adultos. A diferencia de la equidad, la intimidad y sentido, hay una irregularidad o potencialmente poder controlar las batallas. Un individuo puede imaginar diferentes necesidades y después sentirse arrepentida, en el borde, o enojado por eso. No están simplemente influenciados por el uno al otro; responden a y la sensación

responsables respecto de sus respectivas sentimientos y modos de pensar. Se forma directa o por implicación intento de controlar al otro con el fin de satisfacer sus necesidades. Se sienten menos libres en la relación y temen tanto la cercanía y la separación, que socavan su ser poco fiable.

Por otra parte, la conexión crea normalmente en las relaciones íntimas. En el momento en que dos personas se aman, es normal para ellos necesidad de ser como una sola y perderse, lo que, es más, se preocupó alrededor de la otra. Después de algún tiempo, sus vidas y sus horarios se entrelazan. Ellos aprecian ayudar y potenciar el uno al otro. Necesitan, se basan en, y son influenciados por la otra, sin embargo, son subidas a y asuman la responsabilidad por sus propias vidas al igual que su compromiso con la relación. Sus vidas están asociadas. No temen a la intimidad y la libertad no es visto como un riesgo para la relación. En realidad, la relación les da cada oportunidad más. Ellos consideran y refuerzan mutuamente sus objetivos individuales, sin embargo, se centró en la relación.

1

¿De qué manera la gente se vuelve codependiente?

Se ha comprobado empíricamente que la mayoría de las personas desarrollan la codependencia de su infancia o etapa de formación. Esto puede atribuirse a una serie de factores:

Probablemente usted no recibió suficiente amor

Los niños se llevan al indefenso mundo, lleno de requisitos, y dependientes de sus supervisores para todo. Desarrollar, que necesitan el contacto tanto como alimento - además de la consideración, la compasión, el mantenimiento y la seguridad. Los niños están tan sujetos a sus madres que no tienen la más mínima idea acerca de sus cuerpos son discretas. La madre es cada reacción o ausencia de impactos reacción la joven. Dado que una gran parte de sus actividades son sin restricciones y ajeno, lo que su identidad es mental tiene un impacto más prominente que incluso lo que hace. Por ejemplo, la manera en que una madre sostiene, asistentes médicos, y sus contactos transmite su infantil sensación de nerviosismo o la seguridad, el amor o la falta de compromiso, la irritabilidad o la atención. El tono de su voz, la articulación facial, y la tensión en su cuerpo dio su hijo información sobre si la tierra está protegida. La investigación muestra que si la madre es aburrida mientras conversa con su bebé, el niño comienza a inquietarse. Por otra parte, las necesidades mentales de un niño permiten el desarrollo de una caja fuerte, imprescindible, y sin asistencia gratuito. En el momento en que construye, puede emergencias climáticas y desgracias, la decepción, lo que, es más, el logro, y despido y profundo respeto.

Comenzando en cuatro a un año y medio y progresando hacia adelante, los bebés deben sin duda lograr la partición de sus madres y establecer sus propios límites. Se debe individualizar, que es un procedimiento mental a largo mediante el cual un niño, además, más tarde juveniles vueltas crecidos en un individuo y se acumula toda una auto - una persona que es independiente mental, intelectual y emocionalmente, y las reclamaciones y confía en sus reconocimientos, consideraciones, emociones y recuerdos.

Verbal y reacciones de los padres no verbales ayudan u obstaculizan esta tarea de desarrollo. guardianes seguros de sí mismos reconocen empresas de sus hijos, lo que, es más, tratando sin miedo, empujar, sofocar, o contendientes. Para aislar y aprender autoconfianza, los niños deben inicialmente confíe en sus madres para satisfacer sus necesidades de forma fiable, incluyendo la necesidad de aislar. Como guardianes responden de forma viable decide cómo sus jóvenes pueden definir límites como los adultos.

La clave para el proceso de individuación de la partición y el desarrollo de un auto sonido es la capacidad de la madre para reflejar los sentimientos del chico. Lo hace mediante la coordinación de empáticamente y, naturalmente, sus reacciones a las necesidades de su regularidad y joven; fluctuantes sentimientos. Participa en la felicidad de su hija y se mantiene en silencio y el presente con la amargura de su bebé, la contención y la difusión de las emociones graves. Ella identifica y espejo de su hijo de sentimientos hacia atrás, precisamente, mostrando su hija a percibir, la confianza y responder a sus sentimientos interiores, reconocimientos y contemplaciones, ya que "todo lo sabe Mama" ha concedido la autorización. límites sonoros mantienen una madre de la personalización de las emociones de su hijo. Ella está dispuesta a reconocer que su hijo tiene reconocimientos, emociones,

De esta manera, es a través de este procedimiento de coordinación que una sensación lactante y el niño apreciado y comprendido y construir una, yo mental diferente. Para tener una sensación de seguridad y seguro para expresar su ser genuino, un niño debe sentirse apreciado como un individuo diferente por los dos tutores.

madres codependientes pueden, sin saberlo, la negligencia para ayudar a sus jóvenes desarrollo de la unidad de autonomía. Más bien, las necesidades de las momias y reacciones programadas paralizar a sus jóvenes, manteniendo las subordinan, lo que, es más, por lo tanto, codependiente como adultos. Por otra parte, las madres que se sienten preocupados por las necesidades de sus jóvenes pueden apoyar la autonomía precipitadamente, dominando la capacidad restringida de su hija a supervisar por sí solos. Su hijo puede sentirse abandonado, partición temor, y se convierten en codependiente. Con suficientes comunicaciones maternas defectuosos, de construir un auto amistosa y crucial, trabajo emocional de estos jóvenes se forma deformada. Como los adultos, que participan en propósito y los esfuerzos urgentes para controlar o potencialmente complacer a los demás con el fin de cumplir con sus propias necesidades identificadas.

Abuso

El abuso es habitual en las familias disfuncionales y puede aparecer como negligencia o por otra parte física, o abuso emocional de otro sexual. El abuso no tiene en cuenta sus límites y realmente daña su confianza. El abusador podría ser uno de los padres, los parientes más establecidos, u otro miembro de la familia. En algunos casos, los parientes más establecidos copian la conducta dañina de los padres y de ventilación no expresado su descontento en un niño más joven. El abuso es generalmente irregular y poco común, añadiendo a un clima de malestar o incluso temor. necesidad abuso no sea ilegal o contundente. Joven abuso puede ser discreta, tranquila, reservada, e incluso placentero o enmascarado como un juego o chistes. Los abusadores generalmente niegan su conducta opresiva y acusan a sus desafortunadas víctimas.

explotados asimismo niegan y limitar el abuso que experimentan, ya que se sienten avergonzados, a pesar de que no tiene la culpa. Sólo el abusador es capaz por sus actividades - Nunca la persona en cuestión.

El abuso puede tomar varias formas:

Abuso emocional: El abuso emocional puede aparecer asimismo como la retención de amor o el menoscabo o autorizar la disciplina sin sentido, las tareas, la segregación, o dificultades. Unos guardianes son fríos y poco cariñoso, y otros son inertes, mecánico, y un fantasma. El abuso emocional hace sentir digno de ser amado y despedido y resultados en temas como a un adulto interfaz emocionalmente. En la remota posibilidad de que un padre controla sus ejercicios y opciones o era posesivo y envidia de sus compañeros y novias, se sentiría cubierto o claustrofóbico en conexiones cercanas. En el caso de que usted tenía un padre que era excesivamente crítica, constantemente exhortar, reprender, y la mejora de ti, que te disfrazas desgracia y la baja confianza y crecer para ser exactos. Acepta que eres rara vez es suficiente - no hacer lo que sea necesario y adecuado,

Unos guardianes con enfermedad mental son implacable y salvaje. Un padre agitó su hijo cada mañana a las 5:00 am para llegar cada hoja que había caído la noche anterior. Como disciplina, que más tarde dejó a su hijo en una estación de servicio en una ciudad extraña. Una madre asesinada mascota conejo de su chica y se separó de trofeos deportivos de su hijo.

Abuso físico: Esto incluye no sólo los actos violentos, por ejemplo, golpear, patear, roer, asfixiante, por otra parte, el consumo, pero, además, empujones, bofetadas, apretando, lanzando cosas, tirones de pelo, diezmando a la propiedad, y los peligros de daño físico. disciplina corporal que se realiza gravemente o sale de una copia, herida, o roncha es además perjudicial. La mayoría de los guardianes han sido atraídos a la huelga su niño en la insatisfacción, sea como fuere, si el deseo se hizo un seguimiento de, es persuadido por necesidad emocional de los padres, no se preocupe para el niño. Flagelación no educa a la conducta correcta. Sólo arraigados temor y vergüenza. Cosquillas o duras alojamiento por un padre o pariente más experimentado se convierte en perjudicial cuando se necesita que detuvo sin embargo se ven abrumados o ignorada. Este es el dominio por el individuo más a tierra sobre el endeble y se mortificante y sabotaje. El chico pinchado puede no encontrar la manera de asegurar a sí mismo. En el caso de que viste el comportamiento agresivo en casa o abuso físico de un pariente, que sufrieron daños como si se supo. Es posible que sienta remordimiento por no anticipar el abuso. Esto se llama abuso observador. Incorpora ver a un padre con ferocidad daño a la propiedad - como romper una entrada. Es posible apreciar la observación de su padre lágrima hacia abajo un espacio para rediseñar todavía ser petrificado observar que en el momento en que su gente se disputa. Su furia es lo que está amenazando. Es posible que sienta remordimiento por no anticipar el abuso. Esto se llama abuso observador. Incorpora ver a un padre con ferocidad daño a la propiedad - como romper una entrada. Es posible apreciar la observación de su padre lágrima hacia abajo un espacio para rediseñar todavía ser petrificado observar que en el momento en que su gente se disputa. Su furia es lo que está amenazando. Es posible que sienta remordimiento por no anticipar el abuso. Esto se llama abuso observador. Incorpora ver a un padre con ferocidad daño a la propiedad - como romper una entrada. Es posible apreciar la observación de su padre lágrima hacia abajo un espacio para rediseñar todavía ser petrificado observar que en el momento en que su gente se disputa. Su furia es lo que está amenazando.

Negligencia: La negligencia puede resultar cuando guardianes son física o mentalmente enfermos o medicamentos que maneja mal. Es la decepción de una matriz dar el alimento necesario, la vestimenta, la cubierta, la consideración de restauración, o la supervisión que los compromisos de joven 's bienestar, la seguridad o el bienestar. jóvenes desatendidos son saqueados de una dificultad juventud y experiencia cuidando de sí mismos como adultos. En el chance fuera que nesecita a deal con uno de los padres, que tienen que soportar el impacto incluida la infracción límite generacional.

Abuso sexual: El abuso sexual puede incorporar cualquier contacto equivocada, besos, mirando, desnudez, siendo una tomadura de pelo, entretenimiento sexo, la mirada furtiva, el exhibicionismo, o insinuación sexual, historias o chistes. En el punto en silencio cuando el contacto sexual con un joven se quedó, es presumible dañar, y los combustibles misterio del mal. contacto sexual impropia es perjudicial. Es un exceso de animación y una ruptura de la confianza ya que está siendo utilizado para deleitar a las necesidades del abusador. El encuentro con la alegría no significa que sea menos perjudicial.

De hecho, incluso entre un pariente más establecidos y más joven, la diferencia de edad es un abuso de intensidad. Víctimas de abuso sexual sensación autoodio y desgracia - en particular en el caso de que encontraron la alegría. Como los adultos, tienen problemas con la cercanía, la confianza y la sexualidad.

Sistema Familia disfuncional

Numerosas familias disfuncionales parecen sólidas hacia el exterior, sin embargo, los elementos interiores giran en torno a la esclavitud, el mal uso, la enfermedad o la lesión de una parte de la familia. Diferentes familias son disfuncionales debido al control inflexibles o ausencia de simpatía y reconocimiento de que puede hacer que los niños se convierten en codependiente. El indicador más a tierra de la codependencia es tener guardianes codependientes.

La codependencia generalmente comienza cuando se siente desertaste emocionalmente. En la reacción, que sofocar los sentimientos, necesidades, percepciones y contemplaciones. Se aprende a adormecer su dolor, duda de sus amigos, y llegan a ser independientes. Para adaptarse y ser reconocido, se toma a cubierto detrás de un carácter falso o potencialmente crear prácticas habituales para adaptarse. Que viene a continuación son indicaciones, sin embargo, no todos son vitales para una familia disfuncional.

Las familias disfuncionales presentan por lo general al menos uno de los siguientes atributos:

Aislacionismo: Las familias disfuncionales están cerradas en diferentes grados. Algunos no permitir que modifique o nuevos planes que se hable entre individuos o con parias.

Es posible que no invitan a los visitantes o becas con los de otra raza o

religión. Unas pocas familias se separan y no cooperan con la red. Otros lo hacen, sin embargo, las apariencias lo son todo. La familia

podría ser considerado en la sociedad, sin embargo, oculta la realidad. discutiendo el

familiares a los demás es visto como traidor. En la base están vergüenza y temor de pensamientos dispares.

Negación: Los problemas familiares y situaciones de emergencia, por ejemplo, de una parte, no aparición, la enfermedad, o hábito, nunca se discuten. Guardianes creen que en el caso de que la demostración ordinaria también, imaginar el problema no existe, tal vez va a dejar, o los niños no van a ver o ser dañado. Sin embargo, esta afectación hace que dude de sus discernimientos ya que lo que se ve y se dan cuenta que no son reconocidos por las cifras de potencia. No se aprende a dirección o confíe en sus personas ni confía en su discernimiento, sentimientos, o por el contrario a sí mismo, así como a un adulto. La negación transmite a los niños que no pueden hablar de algo alarmante - incluso el uno al otro. Trágicamente, asustado niños que comparten una habitación similar y capturan sus amigos luchando, sin importar en vivo con el temor tranquilo, ya que no pueden discutir su tormento entre sí.

La ausencia de límites definidos: Gran crianza de los niños requiere tener apropiado y los límites adaptables que consideran su independencia y separación. En las familias sólidas, tutores consideran sus límites emocionales, mentales, sexuales y físicos. En las familias disfuncionales, los límites son inflexibles, oscurecido, o una mezcla.

Problemática de comunicación: En las familias disfuncionales, los individuos no se conectan, y la comunicación no es uno o el otro decisiva ni abierta. Es utilizado para controlar más de comprender.

Mensajes dobles ocurren cuando un padre dice una cierta cosa y hace otra, o hace peticiones opuestas. Los modelos son una madre que dice bien que dé mientras ella está llorando, un padre que nunca se instruye a mentir sin embargo garantiza sus 13 años de edad es 12 con el fin de comprar un boleto más barato, o una madre que lleva un carrito de niño y dice: "Elige todo lo que deseo", pero paga por así decirlo lo que necesita.

De vez en cuando hay divisores de quietud, o la comunicación es insignificante lo que está ocurriendo exactamente. Los niños aprenden a no plantear preguntas o comentario sobre acontecimientos preocupantes. Se siente abandonado y se desprendieron de estar obligado a lidiar con sus emociones por sí solas, que es más perjudican a las genuinas ocasiones. Usted es reacio a expresar sus contemplaciones y emociones y caminar sobre cáscaras de huevo, ya que está acostumbrado a ser acusado, en desgracia, se pasa por alto o rechazado. Forma directa o de manera indirecta, que han aconsejado no sentir o pensar en lo que haces. El resultado es que, después de algún tiempo, subyugaros su vida y estado de ánimo asesinas indicaciones interiores que le dan información sobre el mundo real y usted mismo. En la remota posibilidad de que sofocar sus emociones, percepciones y reacciones - no una vez, sin embargo, de forma habitual -usted se adormece y desanimado. Como adulto, que nunca más puede reconocer sus emociones y no confiar en sus conclusiones y reflexiones.

Lo que, es más, es posible que haya caído en desgracia a sentir despreciable de adoración, el logro, o, de nuevo algo grande o placentero. En el momento en guardianes conservan el amor o la culpa de, lo que, es más, la desgracia a sus hijos, la vergüenza y el temor de abandonar a convertirse disfrazada.

Por otra parte, los enfrentamientos entre guardianes aterrorizan los niños, que, además, sufren regularmente la peor parte de ultraje a su gente. Jóvenes puede convertirse en un caldo de lucha por parejas que tratan de no transmitir. En lugar de luchar legítimamente, guardianes hacen su niño la emisión y el punto focal de su molestia y decepción entre sí. Sostienen sobre la crianza del niño o de su hijo, que se siente confundido y dividido entre ellos. Esto ocurre, además, de vez en cuando se produce una separación.

Perfeccionismo y reglas inflexibles: En ciertas familias, tutores no son fiables, y las reglas son excesivamente descuidado. Sus niños necesitan dirección y no tienen un sentido de seguridad y pensado. Otras familias disfuncionales tienen principios inflexibles, prohibitivos. Un estilo de crianza de los hijos puede controlar la codependencia rápido, en los jóvenes. Reglas con frecuencia son implícitos, sin embargo, sentía. Puede haber restricciones sobre comentando sobre lo que está sucediendo, el misterio de la familia, y / o en las otras materias mano estimado "indecoroso, por ejemplo, la desaparición, el holocausto, el abuelo de cojera, o que el padre se enganchó con anterioridad. En el momento en reglas anticipan impecabilidad, no hay espacio para fracasa. Unas pocas familias limitan la declaración de indignación, la abundancia, o llorando. hay estrictas familias donde' generalmente re esperado sentirse agradecido y que perdona y debe evitar que sus emociones de reclamar dolor, la indignación y la desilusión. Para comprobar sus emociones, se aprende el equilibrio y llegar a ser excesivamente controlada o controlar, todo lo cual a la baja confianza.

2

Am I codependiente?

Es bastante difícil admitir que está codependiente. O peor aún, es posible que ni siquiera sabe que son codependiente, teniendo en cuenta el hecho de que antes de ahora, usted no puede entender lo que significa codependiente. Sin embargo, como se señaló anteriormente, una sola pantalla de codependiente rasgo (s) no implica en modo alguno hacer que una persona codependiente una automática; para establecer la codependencia, debe haberse observado una serie de atributos. Algunos de estos síntomas como será discutido en este capítulo incluyen: la vergüenza oculta, búsqueda de control, baja autoestima, perfeccionismo, no tener límites establecidos y vivir una vida para complacer a otros.

La vergüenza oculta

La vergüenza es una inclinación difícil de la desatención, la insuficiencia, y el distanciamiento. En algunos casos, se puede sentir al descubierto y distanciado, ya que otros puedan ver sus defectos. Esto hace que necesita para cubrir y convertirse en imperceptible. Todo el mundo tiene la desgracia, la incorporación de las personas con alta autoestima, que en su mayor parte como ellos. Desgracia es el sonido cuando se le impide lograr algo por lo general considera socialmente satisfactoria, como Cagando a la intemperie o gritando en una biblioteca. Sorprendentemente, la vergüenza no es del todo una cuestión emocional o psicológico, ya que puede manifestarse físicamente, en la forma de mantener una distancia estratégica de ojo a ojo y el aislamiento de conexión retirada, sudoración, caída de los hombros, colgando de su cabeza, la enfermedad deslumbramiento, etc.

Típicamente, desgracia va después de un episodio humillante, sin embargo, para los codependientes desgracia se disfraza de encuentros en la adolescencia. Se queda allí explotación en la que se aprobará y perdura mucho después de la ocasión, similar a una lesión abierta que nunca ha reparado. Estás avergonzado por lo que su identidad es. Es todo lo ineludible, amortigua la inmediatez, y te caracteriza. Usted no acepta que la materia o son merecedores de afecto, sentido, el logro, o satisfacción. Uno se imagina que eres horrible, deficiente, insuficiente, una falsificación, una decepción, o más horrible. desgracia disfrazada constante hace sentir común desgracia cada vez más graves y duran más, y hace que la tensión desgracia en gran medida por ser digno de usted y otros. Indignante, desgracia retardados desesperanza y la miseria rápida desensibilización o causa clarividente, siendo muerto por dentro como un zombi. desgracia disfrazada causa baja autoestima y la mayoría de los efectos secundarios codependiente, por ejemplo, la satisfacción, la dependencia, control, conservación, desánimo, falta de asertividad, cuestiones de cercanía, y sutilezas. Disfrazada desgracia hace una sensación incesante de la mediocridad. Es posible que envidiarle y contrastar a sí mismo de manera adversa con personas a las que respeto. Usted puede aceptar que eres rara vez es suficiente, que no se está haciendo lo que se necesita, lo suficientemente atractivo, lo suficientemente inteligentes, o suficiente. Dado que la desgracia es difícil, es posible que ajeno a su desgracia y piensa que tiene una gran autoestima. Es posible presumir o la sensación de auto importante y mejor que los que se educa o dirigir, los individuos de una clase o cultura diversa, o que nadie te juzga. Degradando otros, ayudarse a sí mismo superior a negar y ocultar su vergüenza de ti mismo. La mayoría de los codependientes cambian entre sentirse de segunda categoría y predominante.

Siendo controlada efectivamente y controlar a los demás

Los codependientes se controlan eficazmente

Los codependientes gestionar una gran cantidad de culpa que hace una "necesidad de" actitud. No hay libertad para caer plana a la luz del hecho de que los aparentes peligros de perder el amor, así como respecto son excesivamente extraordinaria. Por lo tanto, el codependiente es impulsado. El individuo en cuestión es de lo más urgentes necesidades, para hacer la mejor elección, hacer el comentario inteligente, llevar las prendas correctas, buscar la ruta correcta y para decirlo claramente, ¡ser grande! El codependiente tiene que ser lo que cada persona necesita más que esa persona sea. Además de ser conducido, el individuo en cuestión es normalmente aceptable, hará cualquier cosa para cualquier persona siempre con una sonrisa. En este sentido, los conjuntos codependientes a sí mismo hasta constreñida por otros.

Los codependientes son controladores de sí mismos.

Los codependientes no pueden ver la decepción como una opción. Ellos deben ser correctos. Hay dos límites: un ideal de sus vidas y algunos quedan inmovilizados. El sobre el individuo entusiasta superior necesita su vida en la solicitud impecable. Aunque grandes cosas pueden ser cultivadas, el cumplimiento no dura. Debe hacerse más por otra parte, más de una vez más. En el momento en esta impecabilidad no se puede lograr, el codependiente se

quedan inmovilizados y se siente como una decepción horrible. Los siente individuales inmovilizadas dominado por la "necesidad" de ser grande. El individuo en cuestión se rendirá y dejar de intentar.

Los codependientes son el control de los demás

Los codependientes controlar a los demás por lo general estrategias similares utilizados en ellos. Regularmente, se utilizan las estrategias contundentes unifamiliares.

Aclamación, la indignación, la retirada, el dolor, la estupidez o burla todo sería capaz de estar métodos para la supervisión de otros. Regularmente codependientes de control mediante la utilización de "fijación" y "salvaguardia" diseña ese punto de hacer que los demás "bien". Por lo tanto, las necesidades de las personas codependientes a "arreglar", independientemente de si tienen que ser fijos.

Un trenzado El conocimiento de otras de las expectativas

Los codependientes luchan con la falta de fiabilidad y el exceso de obligación. Con frecuencia, esto comienza con abrumadora preocupación para tratar con individuos rotos y el cumplimiento de ellos. Si bien se acepta la responsabilidad de cumplir con los demás, los codependientes anticipan que otros deben cumplir con ellas. La obligación moral se pasa por alto. En una relación codependiente, cada individuo es responsable de otro individuo. Esto no funciona; debe responder de sus propias actividades, también las emociones.

Secuelas de una conciencia retorcida de otras de las expectativas:

- Los codependientes evitar que otros la creación de deber.
- Los codependientes caso omiso de ellos.
- Los codependientes regularmente no les gusta ser el rescatador constantemente.
- Los codependientes compromiso, sin embargo, mantener el ahorro.
- Los codependientes necesitan objetividad acerca de ayudar y ayudar a otras personas.
- Los codependientes presten atención a sí mismos también.

Bajo nivel de confianza y la falta de autoestima

A pesar de la vergüenza es una inclinación, la autoestima refleja cómo se considera usted. Es una autoevaluación. La confianza es su verdadera evaluación de sí mismo. Su relación auto podría ser alta o baja, sin embargo, no depende de lo que otros piensan. En lugar de la autoestima (una letra mayúscula "S" para acentuar la autoevaluación), codependientes miran a otros por su valor y su aprobación. Otros y cosas que se sientan positivo o negativo. Se puede decir que los codependientes son "otros orientados". Ya sabes lo que se siente al terminar una empresa problemática, ganar un desafío, o simplemente tener un día extraordinario con sus compañeros. Las personas con alta autoestima sienten que la ruta más de las veces. Un gran número de personas se sienten Cabizbajo cuando son reprendidos por su jefe, tener una desgracia relacionados con el dinero, o se enferma, sin embargo, estas emociones son transitorias y no reflejan genuina autoestima, positivo o negativo. Una gran autoestima no cambia en conjunto con ocasiones exteriores. Usted no se sentirá muy mal por sí mismo cuando las cosas terribles ocurren en los terrenos que están fuera y no una impresión de su Ser fundamental. Se da cuenta de que tiene los activos para recuperarse. Sea como fuere, cuando los individuos con baja autoestima soportar la desgracia o por otro lado la frustración, se sienten aplastados.

En caso de que seas codependiente, su autoestima es probable baja. Usted puede basar su autoestima en efectivo, magnificencia, distinción, o por exceder las expectativas en algo - en cualquier caso, ser un padre increíble - sin embargo, nada de esto es la autoestima. ¿De qué manera se sentirá sobre sí mismo en la remota posibilidad de que pierda su dinero en efectivo, las apariencias, la notoriedad, o si sus giros cabrito en una medicina que alguien que es adicto? Hay personas eficaces, deliciosas famosos que no gustan a sí mismos, y, individuos normales habituales con una alta autoestima.

Tampoco depende genuina autoestima en la realización de grandes si sus actividades son estimuladas por el deseo de ganar la aprobación o el reconocimiento de los demás - por lo tanto, la articulación,

"No eres más que la clase en el mismo como su última ejecución." Te verías por cuanto "los demás". Es posible que respetarse a sí mismo, no lo entiende del todo depende de estas fachadas. Ya que están desacoplados de sí mismos, los codependientes normalmente experimentan problemas con la autoconfianza y después de su dirección hacia el interior. Usted puede ser confundido o incapaz de decidir, pidiendo continuamente la sensación de otra persona. El usuario no puede reconocer lo que realmente necesita y conceder a los demás todos juntos para ser amado y apreciado. En el momento en que conoce sus necesidades y deseos, es posible rechazar o trabajo usted mismo fuera de ellos, o alguien que obliga a mantener una distancia estratégica de la distensión - sobre todo en conexiones acogedoras.

La baja autoestima puede hacer que supercrítico, por lo que critica casi todo relativo a usted - cómo feel, actuar, mirada, y lo que necesita, pensar, decir o hacer. Usted puede incluso detestan y aborrecen a sí mismo. Al igual que muchas personas, que presumiblemente no entiende el grado de su auto juicio. Te hace susceptible a análisis y se siente reprendido cuando no estás definitivamente. Al llegar el reconocimiento, consideración, alabanzas, o dotaciones, que está humillado y racionalizar a la luz del hecho de que no se siente merecer. Ser autocrítico del mismo modo que lo hace incredulidad de los demás.

Trate de no desanimarse. Hay esperanza. Su autoestima se aprende

Pequeña estimulación ser cambiado en la autoestima.

Tratando de satisfacer a los demás

Hay codependientes que se entreguen de nuevo a frente para adaptarse a otros. Ellos no están concentrados en sí mismos y necesitan con urgencia otros para aprobarlos, similar a ellos, los ama, o si nada más necesidad de ellos. En la remota posibilidad de que is que usted, usted necesita respecto de los demás por lo que mucho de eso se intenta transformarse en un pueblo-pretzel con el fin de que sería ideal si conviene, y ganar reconocimiento por parte de otra persona.

se sienten inquietos en la oportunidad de que los demás están descontentos con usted, y le dan la prioridad de necesidades, emociones y evaluaciones sobre su propia. De hecho, su quietud, de vez en cuando, incluso a sí mismo, sus propias necesidades, emociones, contemplaciones y cualidades para convertirse en lo que acepta es normal o querido por otra persona, en particular en las conexiones sentimentales - donde las cosas se vuelven reales. Intenta encajar, ser grande, ser decente, parece grande, ser conscientes, progresar muy bien, por otra parte, trato con los demás, ocultando aún más sus lesiones, su desgracia, y su tormento. En el momento en que se sienta increíblemente incierta, puede hacerse pasar por otras de las actividades y los sentimientos o pretensión de sentir y actuar de la manera en que se puede esperar alguien necesita. Cuanto más se busca externamente con el fin de cuantificar cómo se debe sentir, pensar, lo que, es más,

La satisfacción de los demás da el alivio simplemente transitorio y fabrica un requisito para adicional, hasta que la fascinación de ese "otro" se convierte en una dependencia.

La culpa-sentimiento

Los codependientes se sienten culpables por lo que han hecho, lo que no han hecho también, lo que debería haber hecho. Para decirlo claramente, se sienten lamentable de todo. Esto impulsa el codependiente a ir a través de su tiempo en el ahorro de la tierra, ayudar y potenciar a los demás. Sea como puede que sin tener en cuenta de que lo hace, una terrible, molestando, sintiendo que son inútiles, inadecuados y nunca puede hacer lo que es necesario ser adecuada no va a desaparecer. La culpa se converte en el ayudante esencial en la vida codependientes. Sus transforma la vida en una existencia de "tengo que" en lugar de "tengo que". Los codependientes viven por "debe tener" y "no debe tener".

La culpa no del todo es la misma que la desgracia. Mientras que la desgracia es una sensación horrible que tiene de sí mismo como individuo, la culpa es una inclinación en lo que has dicho o hecho que abusa de sus propios puntos de referencia, una ley o una norma moral, tales como daño a alguien. Para los codependientes, la culpa es difícil renunciar y se agrava cuando se aprovecha de los sentimientos fundamentales de la desgracia. Es posible que sienta culpable ("No debería haber hecho eso") seguido por desgracia ("Estoy tan estrecho de mente, o un fracaso, y así sucesivamente.")

Las emociones son una parte de nuestra humanidad, sin embargo, los codependientes se sientan arrepentidos y avergonzados por ellos. Uno se pregunta ¿cuál es típica y juzgar sus emociones. Usted puede revelar a sí mismo que no debe sentir la manera en que lo hace y sentir remordimiento en el punto cuando estás furioso, o puede creer que hay un problema importante con que en el momento en que eres lamentable o desanimado. Auditar ocasiones anteriores y discusiones, Lo que, es más, reprender a sí mismo por la sierra "fracasa".

Los codependientes se sientan remordimiento por sus propios sentimientos, sin embargo, además de las emociones de los demás individuos. Erróneamente se sienten responsables de ellos. Es posible que sienta culpable si su compañero de vida no le importaba para la película que eligió, a pesar del hecho de que la persona en cuestión accedió a verlo. Ver a alguien, no se puede variar sin lamentable sensación.

¿Estás diciendo continuamente: "¿Tengo el corazón destrozado" por sus "errores" e invertir más energía, con frecuencia en lugar de enfrentarse a la conducta de su cómplice? En el caso de que la persona en cuestión es de un temperamento antagónica o tiene una sensación dolorosa, similar a la indignación o la amargura, primero piensa, "¿Qué me falta para arriba?" en cualquier caso, cuando no está siendo acusado. Usted se convierte en protectora.

obstaculiza la culpa oír a la otra persona, el mantenimiento de lucha. Sentirse despreciable y no merece que se puede hacer un lechón para la disciplina. Usted es incapaz de tolerar ultraje opresivo de los demás y de fallo como una prueba más de que usted es el que fuera de la base - en cualquier caso, cuando se está acusa de causar conductas adictivas o perjudiciales del otro individuo. En los límites de luz de baja autoestima, en lugar de establecer, se invierte mucha más energía para complacer al acusador y ganar reconocimiento alguno. En cualquier caso, culpanos son codependientes, también. Tratan de no asumir la responsabilidad por sus actividades como consecuencia de su baja autoestima, además, como protección contra la desgracia por censurar a otros por su propia conducta. No es uno o el otro, el acusador ni la complaciente se centra dentro de su propio Ser.

perfeccionismo

La perfección no existe en el planeta, sin embargo, sólo en el cerebro de un alboroto. Es un estándar engañoso que está constantemente distante. Como rigorista, nunca se da cuenta de lo que es suficiente. Estás dejándose caer continuamente en su psique. Progresando auto comparación con normas perfectas hace incesantes auto juicio y auto vergüenza - para una conducta en particular, sin embargo, de usted como individuo. Al igual que con David, el tenedor de libros en el modelo anterior, las actividades entusiastas en búsqueda de la impecabilidad escudo contra estas emociones.

La mezcla de vergüenza, culpa, y compulsividad es particularmente contraproducente cuando se mira por el afecto de alguien que no puede valorar o puede dar sólo esporádicamente. Usted invierte más energía para ser grande y procurar amor para demostrar que eres adorable con el fin de aprobar su autoestima y reprimir sus sentimientos internos de vergüenza.

Algunos realizadores codependiente altos intento de demostrar su valor a través

logros. Su impulso es conducido por desgracia disfrazada de que son imperfectos. Un suplente que se fija en una A- en una prueba o que no ha cumplido una investigación es un alboroto impulsado por desgracia. Otros no intentan llevar a cabo a la luz del hecho de que ellos creen que son miserables decepciones. Suplentes que aceptan mensajes deshonrar que son lentos, desilusiones o inepto no pueden exceder las expectativas en la escuela.

Otro modelo es una mujer cuya apariencia consistente debe ser grande. De hecho, incluso su casa debe ser perfecto. Su propia desgracia se anticipa a su condición, lo que ella ve como una impresión de su terrible auto defectuoso. Algo astillas, polvo, o extraño puede hacer malestar insoportable, que ella puede provenir simplemente mediante su fijación en oposición a la fijación de sus emociones acerca de sí misma.

La falta de límites definidos

Los codependientes no pueden percibirse a sí mismos como individuos independientes con sentimientos y pensamientos aislados. Están tan remotamente situados que "asumen" los sentimientos de otros, por ejemplo, la indignación, como su posesión y no perciben esto está ocurriendo. Los codependientes no tienen ni idea de donde "fin" y otros "Inicio".

Los límites son una declaración de autoestima. Caracterizan donde termina, y, lo que, es más, otros empiezan. Establecen puntos de ruptura entre usted y otras personas que le permiten encapsular su Ser individual. Conciencia de los límites de ambos le asegura de los demás y le impide dañar los límites de los demás. Están conseguido la caída del crecimiento, cuando los guardianes aseguran y consideran sus límites y muestran que no ataquen a las de los demás. En el caso de que no fueron educados, no se percibirá cuando estás siendo malo, y si su gente atacó sus límites, se siente normal cuando otros lo hacen. Tener límites sólidos comienza con familiarizarse con usted y sus emociones y puntos de corte.

Sin embargo, los límites vienen en diferentes formas: Material; Físico; Mental; y emocional.

Los límites emocionales

Límite más prominente es emocional. límites emocionales son sin pretensiones y difícil de comprender. Se caracterizan sus derechos y obligaciones emocionales y separar sus sentimientos de las de los demás. Los individuos con límites emocionales de sonido no se pierden en conexiones cercanas.

Los codependientes no tienen límites emocionales sólidas. En la remota posibilidad de que sus emociones no se consideraban como usted estaba creciendo, es posible que no es capaz de sentido contrastes entre sus sentimientos y los de otra persona, o que no puede saber cuándo se despreciaron sus límites. Usted no puede darse cuenta de por qué estás molesto o lo que sientes, y es posible que no pueda nombre de su dolor, vergüenza o indignación. El usuario no puede volar durante un período considerable de tiempo, si por cualquier tramo de la imaginación. No puedes decirle a alguien a dejar de perjudicar a usted hasta que usted lo sepa. Una vez dicho esto, es posible que no se siente calificado para Afirma tus privilegios.

límites emocionales pobres pueden hacer que se sienta responsable por, y de vez en cuando, de hecho, incluso censurable cuando se oye la preocupación de otra persona o emociones pesimistas. Tú

tener la unidad para lograr algo cuando otra persona se altera. Sus problemas y obligaciones se convierten en la suya. El usuario toma en exceso de 50 por ciento de la obligación en una relación y, si no está trabajando, acusar a sí mismo. Se intenta hacer frente a los problemas de su cómplice, sin embargo, no tienen en cuenta su propio. Es posible que, de hecho, incluso reprender a sí mismo por su cómplice sexual quebrantamiento, fijación, o la miseria. Sea como se puede, ayuda no está, por lo que ambos se terminan abatido. Sus límites son frágiles en el caso de que se habilita a alguien para culpar, control, uso indebido o por el contrario a explotar. Usted siente que la culpa cuando se le acusa y responder en lugar de decir, "yo no asumo ninguna responsabilidad por ello", o "Me opongo a esta idea." Es necesario limitaciones en cuanto a la cantidad que permitir o dar. Por otra parte, en el caso de que se culpa, son perjudiciales, o por otra parte decir a los demás lo que deben hacer, estás con vistas a su separación y que crucen sus fronteras. Hacer esto con el fin de hacer que se sienta mejor con vistas a su deber con respecto a sus propios sentimientos. Se puede inferir que otra persona es responsable de cómo se siente, negando la separación entre los dos.

Los límites físicos

Los límites físicos y sexuales aluden a su protección y cómo, quién, y en el punto cuando se habilita a alguien a entrar en su espacio o contacto usted. En el momento en que los niños se impide un privilegio de asegurar la protección o poder sobre sus cuerpos, sus límites físicos no son considerados. Puede hacerse una idea de los límites de los individuos por lo cerca que se mantienen a usted, independientemente de si ofrecen un apretón de manos, abrazo, o un beso. En la remota posibilidad de que se tire de distancia y que continúa, en ese momento te das cuenta de que no están con respecto a sus límites y que ellos son únicos en relación a la suya. Otro modelo es alguien que los teléfonos en horas impropias o despachos en un monólogo unilateral sin afectividad a la audiencia. Sin embargo, el público, al no establecer límites, necesita, además, límites.

Los límites físicos pueden variar entre compañeros en vista de la forma en que se plantearon y pueden llevar a enfrentamientos en temas, por ejemplo, las entradas de bloqueo; desnudez; prestataria, el gasto y el intercambio de dinero en efectivo; aseos; datos; y los efectos individuales.

Los límites mentales

límites mentales se aplican a las evaluaciones y convicciones, y si se puede planificar y embrague de su propio cuando se prueba, sin conseguir inflexibles o en el otro una parte del lado, que mostraría límites rígidos. En el caso del proceso de crecimiento se le negó el privilegio de tener un punto de vista, se asientan independiente sobre sus propias decisiones, o tienen sus pensamientos y sentimientos considerados, en ese momento es posible que no reconozca lo que usted piensa o por el contrario aceptar. En el momento en que lo hace, usted puede conseguir confundido, retención de perder su opinión, o llegar a ser extremadamente furioso en una contienda. Esto podría ser una respuesta impactado por su pasado cuando guardianes expulsados, condenado, o se calmó sus perspectivas.

Los límites materiales

límites materiales aluden a compartir sus activos y dinero en efectivo. Los individuos sin límites dan y avanzar sin congoja. Tomar o adquirir dinero o posesiones sin autorización o sin devolverlos por otra parte muestra una falta de respeto por los límites de los demás.

La falta de límites está estrechamente asociada con la fijación y abiertos sentimientos demasiado de estar en unidad con otra. Dos individuos son marcadamente distinguibles. Puede ser que sean fundamentalmente los mismos que, sin embargo, cada individuo es único en su clase, por otra parte, que usted y su historia, cualidades hereditarias, inclinaciones, contemplaciones, los intereses incorpora, deseos y reacciones emocionales. De hecho, incluso los gemelos indistinguibles crean, lo que, es más, reaccionan a las cosas de una manera inesperada. Sus límites se cruzan cuando otros aceptan lo que está pensando, sintiendo, o lo que es ideal para ti. En cuanto a los límites de los demás elogia su separación.

Los individuos con poder o sin límites se sienten incapaces de ser distante de todos los demás y siendo además en las relaciones acogedoras donde quieran, en general, se pierden. Se meten en ellas rápidamente, se involucran en relaciones sexuales con extraños, y el estado "Sí" cuando necesitan estado de "No" Ellos confían en nadie y medidas de protección Destape a colegas. Cuando no existe el límite entre usted y otra persona o es extremadamente niebla, se llama enredo. Se puede hacer que las relaciones sorprendente e insoportable.

En el momento en que estás enredado, se siente responsable por y responder a los sentimientos, las necesidades, las actividades y los problemas de su cómplice, sin embargo, no trate de juzgar a sí mismo por sus emociones, ni asumir responsabilidad alguna por ellos. Se siente, "estoy feliz en el punto cuando hay duda de ello", "Estoy lamentable cuando estás triste." Las parejas enredadas pueden aparecer como si sólo hay una persona de control en la relación. Esto es a causa de que los dos se funden. No hay espacio para hablar, contradicción, o, de nuevo la separación. Un individuo es una colchoneta o tutor sin un sentimiento de derechos distintos, cualidades y sentimientos.

Por otra parte, los límites demasiado rígidos pueden crear una atmósfera de aislamiento. En la remota posibilidad de que sus límites son inflexibles o grueso de autoprotección, se termina triste de miedo ya que no han descubierto la manera de asegurar a sí mismo. Usted es inaccesible, lo que, es más, parecen ser seguros, y sus relaciones necesita compartir y están llenos de directrices decididas. Es posible desacoplar social o de trabajo, utilizar la coacción, o actividades para mantener una distancia estratégica de proximidad - una y otra vez sólo ser agradable durante las relaciones sexuales. Es posible construir divisores de autoprotección de la tranquilidad, la ira, la duda y el escepticismo sobre las personas y la vida. límites inflexibles hacen problemas para otras personas, que no son permitidos se acercan. Su comunicación no verbal aconseja a las personas a permanecer lejos, similar a una criatura herida que se aleja de autoprotección ya que se siente impotente. En el caso de que su familia necesitaba la cercanía o ponerse en contacto o tenían pautas negativas acerca de la autoexpresión, en ese momento es posible que haya descubierto la manera de tener límites inflexibles. Unos niños se separan y tire hacia atrás para tener una sensación de seguridad en su familia, y se procede con la conducta en la edad adulta. límites inflexibles pueden ser igualmente una respuesta a una lesión.

La obsesión innecesaria y el temor de abandono

Los temores de quedarse, despedidos, o solos asumen un trabajo importante en las relaciones subordinadas. Algunos codependientes no pueden descansar en paz. En caso de que esté separado de sí mismo, no se sentirá total. Usted no tendrá una vida interna para continuar y mantener usted, y estar lejos de todo el mundo puede sentirse vacante - como en casa de nadie. En caso de que seas incapaz de hacer frente a sus problemas, confía en que otra persona lo hará. Las relaciones se suman a su vida aún no se puede arreglar lo que falta en el interior. Se puede sentir de manera similar como triste en una relación, y una vez bonos de conexión agarran, la dependencia de las transformadas de relación en la esclavitud.

Desertar en la juventud temprana produce vergüenza, baja autoestima, y la incertidumbre acerca de si usted está adoraba y pensado y si se puede confiar en ella más adelante. Viniendo sobre malestar desgracia hace que la ansiedad por despido y una vez en la desestimación de la sierra, mientras que puede no ser la verdad. necesidad renuncia no sea un verdadero abandono debido a la muerte o separación, sin embargo, podría ser emocional, como cuando alguien está ausente emocionalmente o retiene el amor o consideración.

En el momento en vergüenza y el temor de la entrega son inevitables, sientes que estás nunca es suficiente y es una vergüenza de afecto. Usted Sábana sus imperfecciones, intento que sería ideal si y obligar a su cómplice, la banda de rodadura a la ligera, soportar el mal uso, te haces necesaria, y se convierten en un pretzel humano - todo para abstenerse de estar solo o despedidos. La pérdida de una relación es el malestar no sólo en razón de que se desencadena una cesión anterior, pero además ya que usted está perdiendo partes de ti mismo - las partes o capacidades, por ejemplo, calmar a sí mismo, que son a partir de ahora ausente.

Es posible dibujar en cómplices inaccesibles o sus alegaciones determinadas o solicitudes de consideración o consuelo puede crear su gran intensidad terrible temor y les apartarlo.

En el momento en que una relación es nueva, no es inesperada a tener que estar con la energía e invertir el pensamiento sobre el hombre o la mujer que amas. La persona en cuestión es el punto focal de su realidad desde hace algún tiempo, sin embargo, para los codependientes, que nunca se detiene. Lo que, es más, no tiene que ser alrededor de una relación de afecto - se puede fijar a nadie cerca de usted.

Además, se entregará lo que es imperativo que ser con u obligar a ese individuo. Fijaciones son un enfoque para mantener una distancia estratégica de profunda agonía más emocional aún no son realmente difícil. A decir verdad, podrían ser sueños placenteros de lo que usted prefiere experiencia en su relación, cómo le gustaría a alguien para que actúe, o recuerdos de mejores ocasiones. Independientemente de si los sueños o charla interminable llena su psique, estas cosas siguen se retiraron del mundo real, incluyendo anhelos de asociación y necesidades desatendidas, e incapaz de descubrir posibles respuestas para sus problemas. La separación entre el sueño y la realidad revela la profundidad de lo que se está perdiendo.

Falta de independencia

Los codependientes broma que, en el lecho de muerte, la vida de otra persona parpadea sus mentes. En realidad, una gran cantidad de sí mismo como se pone recursos a otros que se pierde lo que su identidad es - sus emociones, necesidades, actividades de ocio, y objetivos. Su pensamiento y actividades en torno a conseguir SPIN, cambiante, destacando sobre, y respondiendo a otra persona. En el corte de fases borde de la enfermedad, los codependientes se han convertido en cáscaras - toda su vida después de haber sido desperdiciado en alguien diferente de la manera que un entusiasta jugador o desechos persona endeudados sus fondos de inversión vida.

Los codependientes son, por definición, "subordinado" - depende de algo o alguien fuera de sí mismos. Reveladores signos que no son independientes incluyen:

- razonamiento Innecesarios, subrayando, o discutir a alguien
- Estimando a los demás conclusiones sobre su propia
- sedimentación problemas en la elección de solo
- entregándose con frecuencia planes, desvíos, o intereses para estar con alguien
- Temor de quedarse o despedidos
- Sintiendo, o ser el descontento desgraciado, vacante con uno mismo
- Temor de estar lejos de todo el mundo
- El no terminar en un lugar bueno o iniciar extiende sin que nadie más

- El ajuste a las preferencias o punto de vista de los demás
- Siguiendo, mirando en, o espiar a alguien
- Sentirse desanimado o atrapado en una relación que no puede salir

Es posible que no haya invertido suficiente energía para ser más familiarizado con usted mismo y crear

lo que, es más, calcular sus propias evaluaciones y objetivos. Estas suelen buscar a alguien para satisfacer en caso de que esté sola, y cuando estás en una relación, que se centran alrededor de cumplir con ese alguien. En ninguno de los casos no se toma la oportunidad de verificar por sí mismo. Usted es infrecuente contenido con uno mismo y llegar a ser excesivamente los recursos puestos en la satisfacción o ayudar a otra persona, a la que se empieza a confiar para llenar los huecos en su Ser. En poco tiempo que está respondiendo y limitada por las emociones del individuo, las necesidades, y la conducta, y se intenta controlar a la otra persona se sienta mucho mejor, en lugar de respetar sus necesidades y emociones.

Anhelación persistente para el control

Se espera por completo a requerir un control y consistencia, sin embargo, el grupo de un fanático o abusador está en emergencia sin fin. Intenta controlar salvaje alguien y contener perturbación en la familia. En el caso de que usted experimentó en niños en que condicion o en una familia dictador o de alto conflicto, el miedo a molestar a un padre implicado restante a cargo. Usted descubierto la manera de controlar sus emociones y conducta a tener una sensación de seguridad. Nunca lo nuevo necesita estar en la bondad de alguien. Como adulto, usted no tiene un sentido de seguridad. Es posible que sienta en el borde, temer calamidad, y el intento de control de las personas y ocasiones debido a su temor pasado, en todo caso, cuando no hay ninguna prueba de que en el presente.

Regularmente, las personas consideran el control solicitante u otros malos tratos obvio, sin embargo, el control puede incorporar revés, la conducta no verbal. Sutil y formas "silenciosas" de control incluyen: indefensión o inactividad; de retención; Desconexión; Hablando; Tranquilidad; Dotaciones y favores. Sin embargo, cabe señalar que el control puede ser de diversos tipos, incluyendo:

Control a través de la manipulación

La manipulación es una aproximación a impactos o alguien de control con ambiguos, engañosas o estrategias perjudiciales. Los codependientes utilizan complacer a la gente, apelación, y hablar dulce u ofrecen favores, sexo, ayuda, y las dotaciones para ser reconocido y adorado. Pueden intentar impacto a alguien diciendo lo que piensan las necesidades individuales para oír a fin de obtener a lo largo o ser apreciado. En el momento en que experimenta dificultades sin decir, puede dar su consentimiento a las cosas que prefiere no hacer, sin embargo, a continuación, obtener su camino al pasar por alto, llegar tarde, o por el contrario lo hace a medias. En el caso de que posteriormente hacer lo que tiene, tiende a ser considerado animosidad inactiva. Cuando se puso de pie para, a la luz del hecho de que puede experimentar problemas de aceptación de la obligación y la culpa, racionalizar u ofrecer expresiones de remordimiento vacío para mantener la armonía.

Con vistas "intencionalmente" amablemente mantiene una distancia estratégica de lo que usted prefiere no hacer y exige venganza en su cómplice - al igual que dejar de lado para conseguir prendas de tu pareja de la tintorería. Progresivamente amenaza está ofreciendo dulces a su cómplice que está en un régimen de alimentación. Estos casos de agresión pasiva son métodos para comunicar un ambiente amenazante. Exceso de análisis, la culpa y la autocompasión se utilizan del mismo modo que el control: "¿Por qué razón tiene usted, por así decirlo, considérese y nunca pedir ayuda o yo con mis problemas te ayudaba?". Reproducción de la desafortunada víctima es un enfoque para controlar la culpa. Algunos codependientes de control con los peligros duras, aterrorizar, temor y furia para conseguir lo que necesitan. Los adictos niegan de forma rutinaria, la falsedad, y control para asegurar su fijación. Sus cómplices, además, controlan - polizón o debilitar los medicamentos de un amigo o licor, por ejemplo, o por medio de otra conducta encubierta. Pueden mentir así mismo o contar medias verdades para mantener una distancia estratégica de enfrentamientos o para el control de alguien.

Control a través de la bondad y de cuidado

Los cuidadores realmente necesitan ayuda. Esto los hace sentir grande como para ser útil. No obstante, la prestación de atención y el cuidado codependiente son extraordinarios. El anterior tiene ningún compromiso, mientras que el último hace y puede ser visto como un tipo ajeno a la manipulación secreta.

Cuando el Cuidado y la bondad es normal y aceptable:

cuidado genuino implica sintonizar con las reflexiones y los sentimientos de los demás y con la comprensión de lo que les permite conceptualizar arreglos. Consideras separación y límites de los demás y ofrecer ayuda sin mancha o una inclinación a solucionar sus problemas. Usted entiende que otros descubrirán ajuste respuestas para sus problemas y tormento, y sin importar si no lo hacen, no es su negocio para seleccionar y dirigir sus vidas. En el momento en que das, es sin deseos o de control. Tratas de no entregarse. Los cuidadores ofrecen amor para conseguir amor. Se dan más en las relaciones y en la actividad, trabajan con mayor diligencia y más largo que los demás. No se sienten merecedores de amor, excepto si están dando ya que no aceptan que son adorables, lo que, es más, lo suficiente, ya que pueden ser. Cuidado le permite Sábana las necesidades, sentimientos, lo que, es más, las imperfecciones te dan vergüenza acerca. Usted, además, compensar el no sentirse adorable dando, siendo necesaria, y conseguir crucial. Es una protección en contra de ser abandonado. Desde Cuidado emana de culpa, vergüenza, miedo y más de adoración, le das con deseos de tener sus propias necesidades satisfechas - requisitos normalmente ajenos para la adoración, reconocimiento o aprobación que usted es un gran individuo. Hay sorpresas - en particular cuando se anuncian bendiciones, ayuda relacionados con el dinero, o el sexo. de Protección en contra de ser abandonado. Desde Cuidado emana de culpa, vergüenza, miedo y más de adoración, le das con deseos de tener sus propias necesidades satisfechas - requisitos normalmente ajenos para la adoración, reconocimiento o aprobación que usted es un gran individuo. Hay sorpresas - en particular cuando se anuncian bendiciones, ayuda relacionados con el dinero, o el sexo. de Protección en contra de ser abandonado. Desde Cuidado emana de culpa, vergüenza, miedo y más de adoración, le das con deseos de tener sus propias necesidades satisfechas - requisitos normalmente ajenos para la adoración, reconocimiento o aprobación que usted es un gran individuo. Hay sorpresas - en particular cuando se anuncian bendiciones, ayuda relacionados con el dinero, o el sexo.

Cuando se inicia amabilidad conseguir anormal:

Los codependientes no pueden dejar de intentar ayuda. Es un estilo de carácter que se ha aprendido y convertirse en permanente. Usted confía a reconocer qué es lo mejor para los demás, lo que, es más, cómo ejecutar sus vidas, incluso en circunstancias en las que no se tiene experiencia. A causa de una conciencia tergiversada de otras de las expectativas de otras personas - su alegría, sentimientos, contemplaciones, conducta, necesidades, deseos, y quiere - se puede sin gran parte de un tramo convertido recursos puesto en sus asuntos, intentar protegerlos, y el control el resultado.

Prevé emociones y necesidades de los demás y ofrecer guía espontáneo y sugerencias sin ser preguntado. Es posible que no se desanime si la persona necesita ayuda para no aceptar el individuo en cuestión tiene un problema. En el momento en que su recomendación no se toma o su ayuda no se valora, que se decepcione, irritada, dolor, o por el contrario enojado, sin embargo, se mantiene en ayudar si usted está listo para cambiar a la otra persona. Algunas personas pueden explotar su impotencia a otro no. A pesar del hecho de que eres voluntario ayuda, por no asumir la responsabilidad de su conducta, es posible que, al fin, se siente objetivado o enojado e insuficientemente reconocido, adorado, o remunerados por sus esfuerzos.

Al ser reactiva a situaciones y personas

Los codependientes reaccionan. Esto implica que sus actividades están determinadas predominantemente por impactos externos. Un par de palabras en un mensaje instantáneo puede golpear como un viento violento y que cepillar descentrada basa en lo que estás haciendo, sentimiento o pensamiento. Se destruye su estado de ánimo y lo que se considera. Se puede demoler su día o incluso su semana. Se toma por lo que otros y por el estado como un reflejo de ti. Esta distancia derecha da su autoestima y las emociones a lo que sea o por el contrario el que los ha activado. Se pierde la mitad a la luz del hecho de que su Ser-es otro definido, y el locus de control es otros.

Esto le hace fácil de controlar. Reaccionar realmente no significa volar en una rabia, a pesar del hecho de que podría hacerlo. Para el modelo, puede reaccionar del mismo modo con descanso al ser entrometido, en lugar de responder mediante la definición de límites. Tanto el desafío y la consistencia son reacciones, simplemente inversa caras de la moneda. Aquí y allá, las decisiones importantes de la vida son reacciones a un padre, amigo u otra persona persuasiva. Tener un auto delicado y límites pobres se suma a reaccionar, sin embargo, que viven bajo una presión constante, independientemente de que como joven o como un adulto, puede hacer que se hiper vigilantes y reactiva - como una criatura dañada rápido para saltar - y cada una aparentemente insignificante detalle se convierte en una emergencia. Haces una montaña de un grano de arena y gritar a sus hijos o PC para algo que otros tomarían en pie. A diferencia de ponderar las alternativas y que hace movimiento útil, reaccionas en vanos esfuerzos para el control de maneras que disminuyen la emisión. Diferentes ocasiones, una ocasión de menor importancia pueden establecer que fuera a la luz del hecho de que es la gota que colmó el vaso en un arreglo de cuestiones o menosprecio que puede haber pasado por alto o se quejó acerca anteriormente. Su reacción es una señal de que debe realmente descubrir nuevos arreglos productivos y tal vez buscar ayuda competente. Para responder a los impactos es muy diferente. Es una respuesta proactiva o respuesta. s de vuelta en un arreglo de problemas o menosprecio que puede haber pasado por alto o se quejó acerca anteriormente. Su reacción es una señal de que debe realmente descubrir nuevos arreglos productivos y tal vez buscar ayuda competente. Para responder a los impactos es muy diferente. Es una respuesta proactiva o respuesta. s de vuelta en un arreglo de problemas o menosprecio que puede haber pasado por alto o se quejó acerca anteriormente. Su reacción es una señal de que debe realmente descubrir nuevos arreglos productivos y tal vez buscar ayuda competente. Para responder a los impactos es muy diferente. Es una respuesta proactiva o respuesta.

Es una conducta confiable que espera que se piensa, resolver problemas, o actuar de maneras que son apropiadas y para su mayor ventaja. Se sugiere, además, la decisión, coloca a usted responsable, tanto para su articulación hacia el exterior y sentimientos internos. Del mismo modo se puede decidir responder con tranquilidad o hacer caso omiso de una actualización. En respuesta difunde emociones en lugar de criarlos.

La falta de comunicación y la falta de asertividad

La comunicación es básica para mantener una relación efectiva, y que descubre mucho sobre su autoestima a la audiencia. la comunicación sólida que es clara, compacta, legítimo y decisivo refleja una gran autoestima. La razón de la comunicación es otorgar emociones e información, sin embargo, una parte significativa de la comunicación es sintonizar. Codependientes tienen aptitudes de comunicación pobres. Son tan absortos o emocionalmente reactiva que con frecuencia no lo hacen generalmente en sintonía. Las palabras de la otra persona consiguen tamizados a través de capas de miedo y baja autoestima. Usted comienza a aprender la comunicación antes de que esté listo para hablar. De hecho, incluso en el útero, que está aprendiendo la cadencia y el sonido de la voz de su madre. Sus padres eran sus buenos ejemplos, sin embargo, mejores aptitudes de comunicación pueden ser académica.

¿Usted dice lo que piensa y siente? Temor, impulsado por desgracia, es el mayor impedimento para ser directo en la comunicación. Sin asertividad, problemas en las relaciones nunca son decididamente tendían a o abordados. Conciencia de sus sentimientos de temor le puede ayudar con los juegos de azar de ser sencillo. Usted puede ser destacando sobre lo que alguien va a pensar, en lugar de pensar acerca de las realidades innegables y sus reflexiones y emociones. discutir temas pueden sentir como si estuviera en una situación peligrosa para la vida - que son a ser criticado, encubrir o realidad ocultar, o disculparse y concurrir todos juntos a que sería ideal si pacificar, o controlar las emociones de otra persona. Esta es la manipulación de protección, ya que está convencido por temor a mantener una distancia estratégica de la distensión.

El control de focos en otra persona cuya reacción se convierte en la medida de su autoestima.

Negación

Por el momento, una de las características más destacadas de la codependencia. La negación es una falta de reconocimiento de la realidad de algo. Es considerado como el signo de la dependencia, que se aplica a los codependientes, también. Negación puede arrastrar a la codependencia durante un período considerable de tiempo o décadas.

Eres tan propensos a estar en negación respecto a la dependencia de alguien cercano a usted a medida que son de su propia dependencia de los demás - su codependencia. Es posible que desee cosas fueron extraordinarios y acuse a su cómplice sin mirar a sus propios problemas. Con respecto a la persona en cuestión, es posible que a un lado y negar lo que sabe que es auténtico a la luz del hecho de que está confiado sobre la relación. Uno se imagina y va sobre como si las cosas son típicas cuando están muy lejos de ella, la disminución de la emisión y la reorientación de la responsabilidad de la persona impertinente en su vida. En la remota posibilidad de que los avances rechazo, su conducta resulta ser progresivamente sin sentido.

Descendientes de los adictos niegan regularmente que las cuestiones de su gente han influido en ellos, aceptando que aventurarse fuera de casa o recuperación de los padres dependientes puso una conclusión a sus problemas. Ellos no entienden que estar con la esclavitud durante su juventud inicial sigue afectando a ellos como los adultos, ni necesitan tener en cuenta su pasado atroz. En la remota posibilidad de que tenían un abuelo gran bebedor, esto hizo que su codependiente de los padres, y por lo tanto han estado influenciada, también.

Los codependientes, además, no están informados de sus necesidades, las necesidades y los sentimientos. Independientemente de si usted es consciente de sus emociones, se puede sentir demasiado indefenso contra siquiera considerar expresarlos, el despido temor, o creer que eres de mente estrecha, pobre, o autoindulgente. Más bien, hace una pausa, confiar, y anticipa que los demás deberían llenar sus necesidades sin ser pedido, o se convierte en autosuficiente a no confiar en nadie. Sin tener en cuenta sus necesidades y sentimientos, a evaluar lo que otros necesitan y se sienten para comprobar su reacción.

Una gran cantidad considerable de las cualidades de la codependencia son las dos indicaciones de esta negación y fortalecer aún más ya que, cuando se está centrado en torno a otra persona, no se siente a sí mismo.

Los patrones de negación:

Algunos rasgos comunes hacen superficie para establecer que una persona codependiente está viviendo en un estado de negación. Los codependientes con regularidad. . .

- cuestiones de experiencia distinguir lo que están sintiendo.
- limitar, modificar o negar lo que realmente sienten.
- verse a sí mismos como totalmente desinteresado y dedicado a la prosperidad de otros.
- necesidad simpatía por las emociones y necesidades de los demás.
- marcar otros con sus cualidades negativas.
- imaginan que pueden ocuparse de sí mismos sin ayuda de otros.
- tormento cubierto de diferentes maneras, por ejemplo, la indignación, el humor o la desconexión.
- expresar el cinismo o la animosidad de manera ambiguos y unifamiliares.
- no perciben la inaccesibilidad.

Los efectos secundarios físicos

El estrés es una demostración importante de bienestar enfermo y la enfermedad crónica. Largos tramos de angustiantes relaciones y las emociones se desgastan no susceptible del cuerpo también, los sistemas sensoriales y su capacidad para fijar y renovarse a sí misma. La incesante preocupación de la codependencia puede dar lugar a problemas médicos, incluyendo la enfermedad coronaria, la cuestión relacionada con el estómago y el resto, las migrañas, la presión muscular y el tormento, la corpulencia, las úlceras y el trastorno de agotamiento incesante. Estos y otros efectos secundarios físicos, por ejemplo, los Desorden sexuales, cistitis, hipersensibilidad, ciática, Zumbido, y los problemas dietéticos, así mismo pueden ser signos de emociones sofocado.

Emociones negativas

A pesar de estar en la negación, los codependientes todavía experimentan agitar emociones. Prevalentes son el nerviosismo y el odio. Su estado de ánimo igualmente oscilaciones de temor o por el otro lado ultraje a la tristeza y la desesperanza. Sin ayuda, después de algún tiempo codependientes experiencia de tristeza, que es una falta de sentimiento. Algunas de estas emociones negativas son:

La ansiedad del miedo y la vergüenza

Temor puede generar inquietud, nerviosismo y temor puede hacer. Se ha establecido que algunos sentimientos normales de trepidación que provienen de una baja autoestima incluyen temores de conteo de la rendición, el despido, la cercanía, el análisis, el control, el rendimiento y la decepción. Cada día, los codependientes viven con aún más miedos - el temor de actuar de forma natural, de estar lejos de todos los demás, de demostrar sus emociones, de las reacciones de los demás, sobre todo ultraje, y de salir en una extremidad. Unas pocas personas además tienen sensaciones físicas explícitas de inquietud y temores. Cuando los codependientes no son aprensivos, que están en el borde. El nerviosismo es la ansiedad acerca de un peligro futuro. Atipicidad y debilidad añadir a la inquietud. Nuestros cuerpos están destinados a responder al miedo por luchar o escapar, sin embargo, cuando no se puede controlar ni escapada circunstancia, los resultados nerviosismo. Mezclado con legitimaciones y sueños acerca de cómo desea que las cosas sean, a anticipar sus expectativas y temores en el futuro - en cualquier caso, cuando no hay ninguna prueba que van a suceder.

La ansiedad de la vergüenza es habitual para los codependientes, en base a que temen volver a experimentar la desgracia o desertar emocional que sentían en la adolescencia. Se solicita la autoconciencia y el nerviosismo la desgracia de ser dañado, juzgado, o despedidos. tergiversa Desgracia típica de tensión e influencias sus sentimientos y actividades. Su psique se puede convertir en fijaciones teniendo en cuenta los resultados temidos.

En lugar de responder al mundo real, puede reaccionar a sus contemplaciones inclinados, Además, el daño a su actividad o relaciones. En la remota posibilidad de que usted vive con un adicto a la medicación o abusador, es normal que temer por su bienestar y el bienestar de sus hijos y la persona que es adicta. Usted está viviendo en una zona de combate, sin saber cuándo o dónde una bomba caerá. Usted es aprensión su pareja puede no darle un segundo pensamiento para los jóvenes, o su otra significativa voluntad no ponerse a trabajar o se dará por terminado. ¿Va a venir todo el camino de regreso protegida y tranquila? Usted puede temer el sonido de frascos de apertura o su vehículo a aparecer en casa y respondiendo a las preguntas de los recolectores de obligación, compañeros y miembros de la familia en cuestión, o la policía en su entrada. Usted don' t tienen la oportunidad de recuperarse de un desastre antes de que otro golpe. Se empieza a temer ocasiones familiares que terminan un campo de batalla o de otra frustración. El estrés y la fijación desarrollan. A practicar el negativo y en vivo en el borde de "imaginar un escenario en el que ...". - imaginar un escenario en el que otra batalla, garganta, o de emergencia relacionados con el dinero. Estás vistos y continuamente ir con cuidado. Poco a poco, que se desconectan cada vez más de sus seres queridos, lo que aumenta sus sentimientos de temor. o dinero relacionado emergencia. Estás vistos y continuamente ir con cuidado. Poco a poco, que se desconectan cada vez más de sus seres queridos, lo que aumenta sus sentimientos de temor. o dinero relacionado emergencia. Estás vistos y continuamente ir con cuidado. Poco a poco, que se desconectan cada vez más de sus seres queridos, lo que aumenta sus sentimientos de temor.

Por una u otra manera a encontrar la manera de vivir con batallas constantes esfuerzos, debilidad, incluso suicidas, y todavía tratan de ponerse a trabajar, criar a los jóvenes, y mantener una apariencia de regularidad. Este y se ha convertido en nuestra típica; una existencia real vivido en el miedo no es ordinario.

La desesperación y la depresión

Sin recuperación, la miseria y la tristeza son los resultados regulares de las últimas fases de la codependencia. La tristeza puede miseria pronta - sensación de entumecimiento - una ausencia de sentimiento, como si la vida se había agotado de usted. Se pierde el entusiasmo por las cosas. Usted puede sentirse infeliz o llorar, pero sin ayuda. La miseria puede tener lugar debido a la "depresión" o manteniendo pulsada emociones, sobre todo ultraje. El diálogo interno negativo relacionado con la desgracia, además, provoca tristeza.

Numerosos codependientes tienen un desaliento incesante bajo grado de las cuales están desinformados. El fervor del sentimiento, el sexo, cómplice inaccesible, relaciones melodramáticas, un calendario animada, y las asignaciones de ser obispo dan la incitación y la interrupción adecuada de la recesión que está justo debajo de la superficie. Una relación serena o condición tranquila tendrían poco tiempo de ser "agotador" sin la adrenalina que dramatización y hacer que el estrés para cubrir el dolor básica.

Los codependientes son generalmente preocupados por:

- Una sensación incesante de inadecuación y vergüenza
- Sin fin emergencias que no pudo deshacerse
- Tener una progresión de relaciones ineficaces
- Ser atrapado en una relación conflictiva
- Al sentirse vencido por la tensión diaria y ausencia de bienestar y armonía

La indignación y el odio

Los codependientes tienen ultraje a la luz de las circunstancias actuales. Es una reacción sólida a alguien

que siempre rompe garantías y responsabilidades, no tiene en cuenta sus límites, le desilusiones, y, además, traiciones su confianza. Numerosos codependientes se sienten atrapados, inquietado con inconvenientes que puedan responderse para los niños, y cargados con temas relacionados con el dinero. Ellos no ven un plan de salida, pero todavía aman el uno que es culpa de sus desgracias o se sienten demasiado remordimiento para pensar en salir. Algunos resienten Dios, sin embargo, de que la codependencia es la base de su indignación. La indignación es una vitalidad sorprendente que busca la articulación. Aquí y allá, se requiere la actividad para hacer frente a un mal. No tiene que ser ruidosa o terrible.

Los codependientes no tienen la más remota idea de cómo adaptarse a su indignación. Todo el mundo lo maneja de una manera inesperada. Algunos reprendan, detonar o culpa. Otros sofocan o intento de comprender un abusador en lugar de expresar su indignación, o lo llevan a cabo en los menos poderosos. Muchos codependientes no sienten ni reconocen su indignación. Es posible entenderlo días, semanas o años después de una ocasión. Cubierto y no expresada, se solidifica en odio. Otros sienten remordimiento comunicar esto, la emoción humana normal. Usted es aprensión su molestia se haga daño, alejarse, o incluso a alguien que amas pulverizar. Usted lleva a cabo en y por favor o desmontaje posterior a mantenerse alejados de la lucha, mientras que mentalmente la práctica de las quejas y de sentir engañado. Puede llegar a ser severa y quiere venganza. Nada cambia, y se sigue tolerando una conducta inadecuada. Usted, además, ultraje directo hacia sí mismo. Usted censuras, fallas y propulsarse. Esto puede desánimo pronto y manifestaciones físicas.

Problemas con indignación se debe a que de ejemplos de buenas pobres en los jóvenes, en los que uno o los dos guardianes fueron contundentes o latente. Al crecer, que descubierto la manera de hacer cualquiera. Como adulto, usted puede temer transformadora en su matriz forzada. En la remota posibilidad de que recibieron instrucciones de no hablar en voz alta o fueron rechazados para comunicar ultraje, que descubierto la manera de sofocarlo. Estos confían que es poco cristiano o no de otro mundo o agradable para expresar su indignación.

Es una mala interpretación que se necesita para ventilar o ira por alguien para expresar su resentimiento. La mejor manera es ser decisiva y sin culpa o acusaciones. En contraposición a alguien o amonestar cosas de su indignación, diario, examinarlo con alguien, y luego expresarlo. rabia canal en el movimiento físico o imaginativo. Usted puede ver del mismo modo ultraje en la reflexión o descomponer los elementos que contribuyen, incluyendo su parte.

3

La evaluación de su codependencia

Como ha quedado claro anteriormente, no es fácil admitir que usted es codependiente. De hecho, la falta de objetividad es un atributo clave de los codependientes. Por lo tanto, los expertos tienen con una serie de pruebas que son lo suficientemente objetivo para ayudarle a determinar el estado de la codependencia.

Que viene a continuación son dos evaluaciones utilizados para distinguir los codependientes. los

preguntas requieren un "sí" or respuesta "no".

TEST 1

Este inicialmente fue creado por Ron y Pat Potter-Efron. Se considera un codependiente que ser alguien que tiene o ha tenido una contribución con un borracho, artificialmente dependientes, o de otro tipo a largo plazo, alterar profundamente la condición de la familia, incluida la enfermedad a largo plazo que puede ser relacionada con la salud física o mental.

La prueba va así:

1. ¿Usted se preocupan por los problemas de otros, especialmente los del usuario?
2. ¿Trata de "mantener las cosas bajo control" o "mantener un mango" en situaciones?
3. ¿Toma más de tu justa cuota de responsabilidad of para las tareas que tienen que hacer?
4. ¿Tiene miedo de acercarse a otros directamente, en particular el usuario?
5. ¿A menudo se tiene la sensación de ansiedad o preocupación acerca de lo que sucederá después?

6. ¿Cómo se evita correr riesgos con otros porque es difícil tu confianza?

7. ¿A menudo se siente vergüenza no solo de su comportamiento, pero también sobre el comportamiento de los demás, especialmente al usuario?

8. ¿Se siente culpable por los problemas de otros en su familia?

9. ¿Se retira del contacto social cuando sensación de malestar eres tú?

10. ¿A veces odio a ti?

11. ¿Alguna vez encubrir malos sentimientos sobre sí mismo actuando con demasiada confianza?

12. ¿A menudo se siente desesperado sobre la corriente cambiante ¿situación?

13. ¿Tiende a ser pesimista acerca del mundo en general?

14. ¿Tiene un sentido de baja valor o falla que no refleja sus habilidades y logros?

15. ¿Se siente enojado persistentemente con el usuario, otros miembros de familia, o usted mismo?

16. ¿Tiene miedo de perder el control si usted se deja obtener realmente loco?

17. ¿Estás enojado con Dios?

18. ¿Alguna vez de vuelta en otros en formas fraudulentas, sin ser plenamente consciente de este comportamiento en el tiempo?

19. ¿Se siente tuyo negar los problemas básicos en su familia?

20. usted se dice que estos problemas no son tan malos?

21. encontrar razones que justifiquen el comportamiento irresponsable de otros en tu familia?

22. ¿Tiende a pensar, ya sea en términos / o cuando hay problemas, en vez de mirar muchas alternativas?

23. ¿Se siente preocupado si cualquiera causa malestar rutinas habituales?

24. tienden a ver las cuestiones morales en términos de blanco y negro?
25. atacan en sentimientos siertamentes como la culpa, el amor o la ira?
26. ¿Tiene problemas para preguntar que o que y necesidad?
27. ¿Siente dolor derecho junto con otras personas que está en el dolor?
28. ¿Necesita tener a otra persona con el fin around para que se sienta que vale la pena?
29. ¿Le preocupa una gran cantidad acerca de cómo otros que perciben?
30. uno se pregunta lo que significa ser "normal"?
31. algunas veces piensan que debe ser "loco"?
32. ¿Se encuentra es difícil a veces identificar lo que está sintiendo?
33. ¿Tiene una tendencia to ser tomada por otros para ser ingenuos?
34. ¿Tiene dificultades para hacer hasta tu mente - ¿estás indeciso?

PRUEBA 2

Esta evaluación posterior se extrae de la codependencia Escala compuesto, como se distribuye en el artículo "La mejora y la aprobación de una medida modificada de la codependencia," Investigación afirmó que se trata de una estimación legítimo de manifestaciones centro de la codependencia de ocultamiento emocional, el control relacional, y el sacrificio.

La prueba se describe a continuación. (Recuerde que usted es dar "Sí" o "No" respuestas.)

1. Trato de eventos de control y personas través ayuda, la culpa, la coacción, amenazas, manipulación dar consejos, o la dominación

2. Me convierto miedo de dejar personas ser quienes son y dejar que los acontecimientos sucedan naturalmente

3. Trato de eventos de control y cómo la gente debería otros comportarse.

4. Me siento obligado o forzado a personas ayudar a resolver problemas suyos (por ejemplo, ofreciendo consejos)

5. Siento que, sin mi esfuerzo y atención, todo se desmoronaría

6. Vivo demasiado para los estándares de otras personas.

7. Me puse un espectáculo para impresionar personas; No soy la persona que pretendo ser

8. Con el fin de llevarse bien y ser querido, yo necesitaba serlo gente quieren que sea

9. Necesito hacer excusas o disculpas por mí mismo la mayor parte del tiempo

10. Siempre pongo las necesidades de mi familia ante mis propias necesidades

11. Es mi responsabilidad de dedicar mis energias a ayudar seres queridos a resolver sus problemas

12. Pase lo que pase en la familia siempre viene primero

13. A menudo dejo las necesidades de otros más adelante de mi propia

14. Lo que siento no es tan importante como al igual que yo amo bien

15. Debido a que es egoísta, mis propias necesidades primero que de los demás

16. Si trabajo lo suficientemente duro, debería de resolver casi cualquier problema o mejorar las cosas para la gente

17. Sentimientos a menudo se acumulan dentro de mi que no expreso.

18. Guardo mis emociones bajo control estricto

1. Guardo mis sentimientos y poner un frente bueno.

2. Me hace incómodo para compartir mis sentimientos con otros.
3. No suelo dejar otros ver el "yo real"
4. Me oculto para que nadie sabe realmente de mí.
5. Empujo pensamientos y sentimientos dolorosos de mis premios.
6. Muy a menudo no trato a recibir amigos con gente porque creo que no lo harán como yo
7. Me puse una cara feliz cuando estoy muy triste o enojado

PATRONES codependencia

Co-Dependientes Anónimos (CoDA) - una organización de prestigio internacional de los individuos que tienen como objetivo desarrollar relaciones-sanos han llegado con un conjunto de rasgos de carácter conocidos como patrones de codependencia, y que han desarrollado una lista de control de estos rasgos de más ayuda "diagnosticar" codependencia. Incluyen patrones negación, los patrones de baja autoestima, patrones, patrones de cumplimiento de control y patrones de evitación.

Los patrones de negación:

Los codependientes a menudo. . .

- tienen dificultades para identificar lo que están sintiendo.
- minimizar, alterar o negar lo que realmente siente.
- percibirse como completamente pescado y dedicado al bienestar de los demás.
- carecer de empatía por los sentimientos y necesidades de los demás.
- etiquetar otros con sus rasgos negativos.
- piensan que pueden cuidar de ellos mismos sin ninguna ayuda de los demás.
- enmascarar el dolor de varias maneras, tales como ira, humor, o el aislamiento.

- expresar negatividad o la agresión de manera indirecta y pasivo.
- no reconocen la falta de disponibilidad de otras personas a las que atrajo todos ellos.

Patrones de baja autoestima:

Los codependientes a menudo. . .

- tienen dificultad para tomar decisiones.
- juzgan lo que piensan, dicen o hacen duramente, como nunca lo suficientemente bueno.
- se avergüenzan de recibir el reconocimiento, alabanza, o regalos.
- la aprobación de los demás evaluando nuestro pensamiento, sentimientos, y el comportamiento de su propio.
- no perciben a sí mismos como loable o vale la pena personas.
- buscar el reconocimiento y la alabanza a sintiéndose vencido.
- tienen dificultades para admitir un error.
- necesidad de parecer ante los ojos de los otros es mentira incluso para quedar bien.
- son incapaces de identificar o pedir lo que necesitan cuando quieren.
- percibirse a sí mismos como superiores a los otros.
- mirada a los demás para proporcionar su seguridad o sentido.
- han de comenzar dificultad, el cumplimiento de plazos y completando proyectos.
- tiene un ajuste de problemas prioritarios y límites saludables.

Los patrones de cumplimiento:

Los codependientes a menudo. . .

- son extremadamente leales, que queda en situaciones dañinas demasiado tiempo.

- comprometer sus propios valores y la integridad de la ira acerca de rechazo.
- dejar a un lado sus propios intereses en otros para hacer lo que quieren otros.
- son vigilantes hiper respecto a los sentimientos de los demás y asumir esos sentimientos.
- tienen miedo de expresar sus creencias, opiniones, y sentimientos cuando difieren de las de los demás.
- aceptar la atención sexual cuando quieren amor.
- tomar decisiones sin tener en cuenta las consecuencias.
- renunciar a su verdad para ganar la aprobación de otros o al cambio.

Patrones de control:

Los codependientes a menudo. . .

- creen que las personas son incapaces de hablar con cuidado de sí mismos.
- tratar de convencer a los demás lo que piensan, hacer o sentir.
- ofrecer libremente consejo y dirección sin estar pedido.
- se resienten cuando otros declinan su ayuda o rechazan su consejo.
- lujosos regalos y favores a los que quieren to iinfluencia.
- utilizar atención sexual para ganar aprobación y aceptación.
- tiene que sentirse necesaria con el fin de tener una relación con los demás.
- exigen que sus necesidades deben cumplir los otros.
- utilizar encanto y carisma para convencer a otros de su capacidad de ser bondadoso y compasivo.
- utilizar la culpa y la vergüenza de explotar a otros emocionalmente.
- negarse a cooperar, compromiso, o negociar.
- adoptar una actitud de indiferencia, impotencia, autoridad, ni la rabia para manipular los resultados.

- utilizar la jerga de recuperación en un intento para controlar el comportamiento de los demás.
- Pretender agregar con otros para conseguir lo que quieren.

Patrones de evitación:

Codependientes a menudo. . .

- actuar de manera que invitan otros de rechazar, la vergüenza, la ira or expresan según ellos.
- juzgan con dureza lo que otros piensan, dicen o hacen.
- acerca intimidad emocional, físico o sexual como una forma de mantener la distancia.
- permitir adicciones a las personas, lugares y cosas to distraer de ellos logrando intimidad en las relaciones.
- utilizar la comunicación indirecta o evasiva al conflicto o confrontation.
- ellos disminuir la capacidad de tener relaciones saludables por declinar a utilizar las herramientas de recuperación.
- reprimir sus sentimientos o necesidades para evitar sentimientos vulnerable.
- La gente tira hacia ellos, pero cuando se acercan otros, ellos apartarlo.
- Rechazo a renunciar a autorizar una rendición evitar a un mayor poder que ellos mismos.
- creen muestras de emoción son un signo de debilidad.
- reteniendo expresiones de apreciacion

4

En el camino a la recuperación: Primeros pasos

Antes de poder poner en marcha adecuadamente el viaje a la recuperación en curso completo, hay algunas cosas que usted tiene que establecer y tener conocimiento de. Uno es abordar y hacer frente a la negación, la cabeza larga. La negación representa el rasgo característico importante la mayor parte del codependiente; y, paradójicamente, la negación es también lo que impide que el codependiente de buscar ayuda. El codependiente será, a causa de la negación, evitar la pregunta de si está o no codependiente. Esa es una.

Otra cuestión es apreciar, abrazar y reconocer la importancia de la recuperación. Si no están bien versados en cuanto a la importancia de un fenómeno, que podría no ser capaz de utilizar lo suficientemente bien.

Enormidad de Negación

Sencilla y básica, la negación es un sistema de salvaguardia. Todo el mundo lo hace. Es la primera salvaguardia que nuestro cerebro está equipado para utilizar. Funciona de forma natural, lo que, es más, sin darse cuenta. El cerebro realmente puede torcer información tangible y traducirlo por lo que hace certezas no amenazantes, la utilización de una parte de los sistemas de I Diagrama en el área siguiente, para obstruir lo que está pasando. Puesto que es ajeno, es difícil de detectar en sí mismo. A pesar del hecho de que no se decide a estar en negación, cambia su visión del mundo real para proteger a sí mismo de ser dominado por la emoción o confrontar algo que da miedo. Esto implica, en el caso de que usted no ve algo que no es correcto o amenaza, en ese punto no es necesario encontrarse con sentimientos difíciles o choque al respecto.

Las razones de la negación

- Para mantener una distancia estratégica de contemplaciones difíciles o sentimientos si de alguna manera pasó a reconocer las cuestiones claras acerca de alguien que amas, usted mismo, o sus relaciones
- Para mantener lejos de choque emocional con otra persona o para evadir la lucha dentro de sí mismo acerca de colocar en las decisiones molestas o hacer un movimiento que puede alcanzar el tormento o la desgracia.
- Para mantener una distancia estratégica de un riesgo aparente, normalmente de la desgracia, la renuncia, daño físico o emocional, dolencia genuina, o desaparición
- Para adaptarse a un efecto de aturdimiento o lesiones traído regularmente sobre por maltrato físico, sexual o emocional que puede haber ocurrido hace un tiempo en el pasado.

Rostros de negación

Con respecto a la compulsión y la codependencia, la negación no es sonido; a decir verdad, puede ser arriesgado. Al no poder afrontar el problema, usted se niega de aprender las estimaciones de votos que pueden mejorar y, posiblemente, su vida sobra, lo que, es más, las de los demás. Los codependientes tienen numerosos tipos de negación, y se manifiesta en las diversas etapas de la codependencia "viaje". Con el fin, que incluyen negar el comportamiento de otra persona; negando su propia codependencia; negando sus sentimientos; y negando sus necesidades.

Negar el comportamiento de otra persona

La principal especie de negación se puede negar que alguien en su vida tiene una esclavitud o por el contrario que su conducta está causando un problema o es al contrario que influye. Desde denegación que protege de la realidad reconociendo, no tendrá que ir en contra de la conducta perturbadora de alguien o dependencia, experimentar el tormento, o hacer un movimiento. En el caso de que amas a un demonio y se puede imaginar que los peligros enfrentarse a él o por el contrario ella no existir, en todo caso, por un período breve, puede funcionar mejor. No es necesario tener en cuenta las repercusiones de su hábito y conducta, por ejemplo, una sobredosis letal de medicamentos o accidente de coche, la liquidación a causa de infortunios de apuestas, cirrosis del hígado, o la horda de diferentes temas.

La negación no implica que usted no está molesto por su conducta. Esto implica que no se ve la verdad al respecto, por ejemplo, el mal uso, la traición, una dependencia, o cualquier otro problema. La probabilidad transitoria puede entrar en sus pensamientos; Sin embargo, no se piensa en ello. Es posible que expulsarlo como inmaterial, o limitar, legitimar, o perdón con aclaraciones y justificaciones. Usted revelará a sí mismo que las cosas no son tan horribles, que van a mostrar signos de mejora, y en el ínterin tener sueños acerca de cómo desea que sean. Incluso puede que la incertidumbre de su propio discernimiento y aceptar mentiras o razones sabe que son falsas. Esto es común cuando se prefiere no aceptar que alguien que usted ama tiene un verdadero problema mental o sociales, sin embargo, montar los inconvenientes arriba, y un día se descubre' re racionalización de la conducta que nunca pensó que soportar. Eso es lo que ocurre con la negación. Las cosas se deterioran.

Los modelos pueden ser caso omiso de las indicaciones de emisión, la compulsión de un compañero de vida, o el análisis de daños. Guardianes de un cliente joven Tranquilice pueden pasar por alto el problema o fallo caída de evaluaciones sobre el impacto terrible de los compañeros o el tiempo que el joven pasó jugando con el ordenador. Diferentes tutores pueden reconocen que sus bebidas cabrito excesivamente Sea como fuere, limitar esto como pequeños placeres culpables. La negación de la esclavización de un joven es normal cuando un padre está en la negación de su propia fijación.

Razón por la cual los codependientes niegan comportamiento de los demás:

- Adictos y abusadores no les importa asumir la responsabilidad por su conducta. Ellos lo niegan y acusan a otras personas que están dispuestos a reconocer esto como la verdad.
- Experimentar infancia en familias inútiles, a encontrar la manera de no confía en sus observaciones y lo que sabe.
- Reconociendo la realidad podría causar sentimientos de vergüenza a la vista de la vergüenza anexa a la dependencia y el abuso.
- La baja autoestima trae abajo de sus deseos para ser tratados así.
- Necesita información sobre las indicaciones de la esclavización y el mal uso.
- Muchos crecimos con adicción o disfuncionales comportamientos en la familia por lo que se siente normal; que se utilizan para ello.

Diagnosticar si usted está en la negación de la conducta de alguien:

En caso de que usted está en la negación sobre la conducta de alguien, no lo sabrá. ¡De hecho, la mayoría de las personas negarán que están en la negación! Intento de ser sencillo, y componer una sección sobre cada una de las preguntas que se acompañan:

- ¿Cómo se invierte la energía teniendo en cuenta cómo desea que las cosas sean?
- Qué le dice a sí mismo: "¿Suponiendo solo, él (o ella) lo haría ...?"

- ¿Cómo se racionaliza a alguien a otras personas? ¿A ti miso?
- ¿Limita o legitimar terribles conductas o sus emociones heridos?
- ¿Acepta garantías o afirmaciones que se han roto?
- Usted calcula la relación o conducta mejorará cuando algunos

futura ocasión sucede (como una escapada, proposición de empleo, el compromiso, o tener un bebé)?

- ¿Se mantiene en hacer concesiones o cambiarse a sí mismo, confiando en que la relación o la conducta del individuo van a mejorar?
- ¿Es usted oculta o no destape de la familia o partes del acompañante de su relación que se humillan?

Negando su propia codependencia

En su mayor parte, cada vez que se enfrentó, codependientes niegan su codependencia. Este es el tipo 2. Los codependientes aceptar que no tienen las decisiones acerca de su circunstancia, así como acusar a otros. Niegan su propia enfermedad para mantener lejos de más profunda agonía. Otra explicación que podría ser difícil para usted a reconocer que tiene un problema, además, refiérase a la información de la base de que usted no está acostumbrado a tomar un vistazo a ti mismo. Centrado en otros escudos que enfrentar desde su agonía y asumiendo la responsabilidad de su propia alegría. Se mantiene atrapado buscando después de que el objetivo vano de tratar de transformar a otros o buscando a alguien para cumplir, en vista de la premisa falsa de que sus mentiras dicha en otros. Acusar a los demás o sensación incomparable anima a mantener lejos de autoexamen.

Unas pocas personas, entre ellos expertos en servicios humanos, saben mucho sobre la codependencia, sin embargo, sólo consideran que se aplica a otras personas. Su negación les impide tomar un vistazo a sí mismos. Hay, además, las personas que conceden su codependencia, sin embargo, entender que no tiene que molestarse con ayuda. Han hecho sentido de sus problemas en su mente y aceptan que pueden supervisar sin que nadie más o el de leer y conversar con los compañeros. Ellos piensan poco de su codependencia y su efecto en sus vidas, lo que, es más, no recibe ayuda, a menudo a la luz de la desgracia disfrazada - Del mismo modo que la desgracia mantiene adictos medicar de recibir tratamiento.

Negando sus propios sentimientos

Los codependientes son normalmente muy bien en darse cuenta de lo que otros sienten e invierten una gran cantidad de energía agónica sobre ellos, regularmente con odio, sin embargo, no son muchas conscientes de sus sentimientos, que no sea el estrés y, además, de vez en cuando desdén. La negación de los sentimientos es de tipo 3. En el punto cuando los individuos están fijarse en su hábito - independientemente de si se trata de un individuo, la alimentación, el sexo, el trabajo, o un medicamento - que es normalmente una interrupción en base a lo que están sintiendo realmente. En la remota posibilidad de que se les pregunta cómo se sienten, que el estado "Estoy bien", o en la remota posibilidad de que usted pregunta lo que sienten, afirman "nada". Comprenden tormento físico todavía no tormento emocional, ya que están en la negación de sus emociones reales, lo que agitar a entender. El desarrollo hacia arriba, nunca descubierto la manera de distinguir sus sentimientos o tuvo una sensación de seguridad comunicarlos, sobre todo ante la posibilidad de que no tenían a nadie para consolarlos. Más bien, se sintió avergonzado y cubierto y frena sus sentimientos.

Sentimientos, incluyendo los insoportable, satisfacen una necesidad. Le ayudan a percibir sus necesidades y se ajustan a la naturaleza.

Por ejemplo:

- El miedo le dice a evitar peligros, incluyendo personas que puede hacer daño emocional.
- La ira le dice que se requiere una acción to derecho or un error hacer cambios.
- La culpa sana ayuda a actuar de manera congruente con sus valores.
- La tristeza ayuda you dejar ir y encofrados de empatía y la conexión humana.
- La vergüenza le ayuda a encajar en soiedad y le impide hacer daño a otros.
- motiva soledad que alcanzan fuera de otros.

El punto cuando se niega o emociones someter y se puede estancar a cabo. La inclinación no se descargará y se mantiene en su inconsciente - una y otra vez durante un período considerable de tiempo. recoge tormento, y más agonía requiere más negación. Un resultado no intencionado de negar los sentimientos insoportables es que se desanima o indiferente a la satisfacción, aprecio y amor, también. Vitalidad que puede ser utilizado de manera innovadora y amablemente se dirige hacia mantiene pulsado emociones, tales como tratar de mantener la tapa en una olla a peso. La negación de la emoción cruda otorga a pudrirse como una fijación, la coacción, el temperamento desanimado, o el odio. Activación de las emociones para transmitir las descargas la tensión acumulada. Algunos codependientes utilizan desdeñan disfraz ultraje que está debajo.

Regularmente, odian a alguien con el que no se han definido grandes límites. Crecer no podría haber sido protegida a otro no o expresar su indignación. Como adultos, que pueden limitar o apoyarlo e incluso acusarse a negar su indignación y para guardar la asociación con otro individuo. Permitiendo que el ultraje descarga el odio, y la discusión se puede arreglar la relación.

Unas pocas personas muestran sus emociones frenado con la conducta que descarga la presión emocional sin encontrar la inclinación. Los codependientes frecuencia que niegan sus sentimientos casaron alguien que tiene emociones impredecibles, lo que les permite emociones encuentro indirectamente. En el momento en que negar sus emociones, que le protege de responder adecuadamente, lo que, es más, hace más problemas. De vez en cuando, se puede reconocer la inclinación sin embargo han negado su cubierta, la importancia sofocado. En el momento en que esto ocurre, puede en ningún caso la estancia fijada en un ciclo de re-experimentar la inclinación y refrito de la sociedad, con el argumento de que la agonía más profunda no se solucione.

Negando sus propias necesidades

Los codependientes son realmente expertos en prever y llenar los requisitos de otros, sin embargo, niegan o limitan sus propias necesidades. En el otro escandaloso son las personas que solicitan, lo que, es más, le espera cada otra persona para hacer frente a sus problemas. Algunos codependientes fueron ignorados, y las necesidades físicas esenciales no se cumplieron. Otras personas que fueron mal manejados pueden nunca han encontrado bienestar en una relación y no prevén como un típico esencial. Numerosos codependientes tenían sus necesidades materiales satisfechas y aceptan que eso es todo lo que necesitan. En cualquier caso, las personas tienen algunas necesidades. La percepción de una necesidad que cayó en desgracia o nunca llena se asemeja a pedir a un individuo con discapacidad visual a la sombra retratar.

Grandes guardianes hacen que sea aceptable para los jóvenes a solicitud de lo que necesitan. En ese momento, como los adultos, que están dispuestos a reconocer sus necesidades, el trabajo sin que nadie más, y expresar sus necesidades. En el caso de que las necesidades fueron deshonrados o pasados por alto en su juventud, uno crece haciendo lo mismo a ti mismo y apagar los sentimientos relacionados con esos requisitos. ¿Por qué siente una necesidad en el caso de que usted no anticipa que debe ser llenado? Es menos difícil negar por completo.

Esta es la razón por numerosos codependientes encontrar la manera de ser autosuficiente y, en concreto, para negar las necesidades emocionales. Comunicar las necesidades con respecto a una relación requiere confianza, por lo que se sentiría necesidades mencionar sin poder ser satisfechas en la remota posibilidad de que requieren el interés de otra persona. Usted puede negar, así como sentirse avergonzado acerca de sus necesidades de ayuda, el cuidado y el más humano de todos - el requisito para la adoración. Independientemente de si se da cuenta de que eran adorados, en la remota posibilidad de que usted nunca recibió el mantenimiento o habían considerado sus sentimientos, es posible que tratará de llenar este vacío con una fijación. relaciones adictivas rellenan como un sustituto sin duda una asociación. Unas pocas personas son los guardianes que quieran conseguir el amor, por consiguiente, en todo caso, no puede ser impotente acerca de sus propios sentimientos,

Numerosos que no perciben sus requisitos para la ayuda y el consuelo de la segregación - sobre todo cuando están dañar. De hecho, incluso con la atención a sus necesidades, preguntando a alguien para reunirse con ellos puede sentir mortificando.

La importancia de la recuperación: Recuperación construye el autoconocimiento

A medida que avance en la recuperación y lee este libro, que revelan más tipos y grados de negación. La articulación "Pelar una cebolla" es capaz, basándose en que recogiendo la conciencia de material ajeno es un procedimiento continuo, tal como capas de espalda decapado de una cebolla. Las personas pueden ir a reuniones de Doce Pasos para un periodo de tiempo considerable, sin embargo, negar el grado de su codependencia.

La mayor parte de las veces, la persona que es adicta entra recuperación, o la codependiente aumenta la suficiente libertad y la autoestima de dejar la relación peligrosos. La vida mejora, y las imagines individuales que se alivia la codependencia, sin embargo, las causas no se han tendido a, por lo que temas se repiten. De vez en cuando, los codependientes están en negación acerca de la forma en que la lesión pasado está causando problemas con su estado de ánimo, la fijación, o en las relaciones.

5

Recuperación (1): apreciar Recuperación

Hay personas en recuperación que empequeñecen el tiempo y la contraprestación asociada a sobrevivir a la codependencia y cómo puede colarse de nuevo en ellos exactamente cuándo lo están haciendo mejor. Este libro ofrece una extensa guía con respecto a lo que se dedica a la recuperación, sin embargo, hojeando y, en cualquier caso, entendiendo que no será suficiente. A cambio, la responsabilidad y el esfuerzo son fundamentales. La dedicación es a sí mismo ya su recuperación. Es necesario a necesitar realmente a los cambios en la luz del hecho de que el procedimiento no se sentirá mejor manera continua o agradable. Puede haber momentos en los que se preguntan si merece el esfuerzo. Las personas se quejan de que su cómplice no está intentando cambiar, también, preguntarse por qué deben. Es imperativo reconocer desde el principio que,

La recuperación requiere el cambio

Antes de conocer a la codependencia, que no estaban informados sobre los nuevos resultados concebibles para sí mismo y sus condiciones. Puede que no han comprendido que la reparación es una forma de autoconciencia que implica la inclusión de nuevas mentalidades, prácticas, reconocimientos y convicciones. En el momento de salir de la negación. Cambio espera que asumir la responsabilidad por su compromiso con sus problemas. Con ella viene la atención que las actuales decisiones son las semillas del cambio o el estancamiento de mañana. Considere lo que le ha impedido hacer un movimiento con anterioridad o, de nuevo le hace vacilar ahora y lo que estimulado a leer este libro.

Hacer una promesa a sí mismo

Muchas personas comienzan recuperación para estar fuera de agonía, para ayudar a otra persona, o por el contrario de sobra una relación. Estas son las motivaciones finas, para empezar, sin embargo, para el cambio al último, usted debe estar centrado en sí mismo. El tormento disminuirá, el "alguien" podría mejorar, o la relación puede terminar, sin embargo, independientemente uno se queda con uno mismo. En el momento de realizar su recuperación una necesidad, recibirá la recompensa. Es su vida, y con la recuperación, a encontrar las claves para su satisfacción, que es su obligación si se encuentra en una relación. En caso de que esté desanimado, con el tiempo, se le desanimado en o por otra parte de una relación - el equivalente va para otras características codependientes.

La codependencia se niega de su vivacidad, la felicidad, el bienestar y la capacidad de actuar de forma totalmente natural - lo principal que satisfaga al demandante en el puesto hace mucho tiempo de ejecución. Ponerse inicialmente es problemático. Usted está acostumbrado a hacer otros una necesidad. Esa es la cuestión. Para construir otra aptitud o montar un músculo, usted debe practicar constantemente, no cuando se obtiene en torno a ella. El equivalente va para nuevas convicciones y propensiones. Ir tan pesar de que su recuperación fue la bendición más preciada en el mundo - por el hecho de que es. Con el tiempo, se dará cuenta de que está mereciendo la misma.

Que no va a ser un paseo liso

El procedimiento de recuperación no es certificable una manera recta; más bien, es recurrente. Los ciclos son reiteraciones. Considere ciclos de reubicación, las estaciones y las insurgencias planetarios, sin embargo, en la reparación no regresa al punto de partida absoluto. Recuperación persigue un progreso en espiral por delante, similar a una suave: Usted sinuoso hacia la reparación, lo que significa una condición mejorada del trabajo.

En el caso de que usted ha tenido daños, es muy probable que experimentaron una mejoría, dificultades, también, la recuperación constante. A lo largo de estas líneas, así, con la codependencia. Te vas a encontrar los momentos de perplejidad, el estancamiento, la insatisfacción, y se desliza en sentido inverso, pero más a menudo que no, sigas empujando hacia la recuperación. Se asemeja a guiar un barco. En el arranque, no se dará cuenta cómo guiar o controlar las velas, y se le flotar descentrada. Con el tiempo, vas a modificar la caña del timón para cruzar el camino correcto, consciente de la brisa y su objetivo.

Cuanta más atención le llevará a su procedimiento de recuperación; cuanto más que avance la experiencia. Active su voluntad de recuperar, o su trabajo se reducirá.

No hacerlo solo

Las relaciones codependientes y las familias en general, se cerrará, lo que implica que se separan a partir de datos externos y la red. El mejor enfoque para recuperar es dar un paso más allá de la familia, sobre la base de que esas relaciones son prohibitivas por ciertas razones. En situaciones en las que se incluye la esclavitud, la regularidad vergüenza y temor mantener a las personas entren a cabo. En una relación perjudicial, el abusador se ocupa de control, preguntas intocables, y se niega impacto fuera. Es importante no aceptar o entrega de mensajes de duda y temor. Por el contrario, descubrir todo lo que pueda y encontrar apoyo. Independientemente de que no hay ni maltrato ni esclavización incluido, los codependientes necesitan abrir sus cerebros, que se han enfocado en otra persona, también contemplaciones negativas. Que viene a continuación son las propuestas que han hecho una diferencia enorme número de codependientes. A pocos o ninguno de ellos puede sentir directamente para usted.

Esperar a suspender sus preguntas y probarlos. Uso lo que resuena con usted y la indiferencia lo que no.

Importancia del apoyo

Incomprensiblemente, necesita ayuda externa para los compañeros dentro de ti. Se necesita auto restricción no desanimarse u ocupado. Soporte o respaldo es fundamental para el apoyo ayuda a su esfuerzo después de algún tiempo de despliegue duradera mejora y le da la siguiente: los datos, el consuelo, la aprobación, el fortalecimiento, la comunión, la comprensión, y la expectativa. Copia de seguridad también ayuda a recordar sus objetivos y lo que es concebible. La prueba más grande es permanecer centrado en torno a sí mismo. Respaldo puede hacer eso, también.

Del mismo modo el cambio implica malestar - independientemente de si se trata de otra impresión del mundo real o de sí mismo, el miedo del oscuro o reacciones de los individuos, o el desorden y la ineptitud de manejar algo sólo por qué. Es posible que sienta remordimiento, engorroso, y en el borde. Es cualquier cosa menos difícil conseguir debilitados e influenciados por antiguas propensiones. Su codependiente cambio de aspecto voluntad batalla como si no hubiera mañana para detener su progreso. Necesita ayuda sin parar y la atención a anticipar el deslizamiento en sentido inverso. Incansable vale la pena. Los mejores origina la ayuda de personas con experiencia en la codependencia, independientemente de si se trata como un programa de doce pasos, abogado, o psicoterapeuta. Los diferentes tipos de ayudar a incorporar sus seres queridos, sin embargo, regularmente tienen un punto de vista codependiente y pueden haber añadido a la cuestión en el por delante de todos los demás. Pueden dar energía a su negación o, más terrible, que la censura de sus problemas. Encontrar apoyo desde fuera de su marco familiar es tan vital como para cambiar sus convicciones y conducta. grupo de personas en línea podría ser una buena manera de empezar, sin embargo, tenga cuidado de que usted podría estar recibiendo de forma incorrecta orientación.

En caso de que esté teniendo contemplaciones autodestructivas o está en la actualidad en una relación de daños, llamar a una línea y busque tratamiento.

Tanto la terapia y reuniones tienen varios puntos de interés y no deben ser considerados como alternativas sin relación, donde se puede tomar parte en uno en lugar del otro. Por el contrario, considerarlas tipos adicionales de ayuda. Su recuperación será más sencillo y rápido con la ayuda más notable. Tanto la psicoterapia también, doce reuniones Paso abordar las cuestiones con respecto a las relaciones, otro mundo, el hábito, el cambio, la conducta y las fronteras.

¿Qué tipo de apoyo está disponible?

Psicoterapia

Otro tipo de ayuda es la psicoterapia, generalmente aludido como tratamiento, con un experto bienestar mental autorizado que haya aprendido sobre la codependencia y el hábito. Mentales expertos bienestar incorporan autorizados especialistas matrimonio y la familia, autorizado mentores expertos clínicos, lo que, es más, autorizada especialistas sociales clínicos. Normalmente tienen un título de grado también, puede tener doctorados. Unos pocos estados permiten diferentes guías que requieren un título de grado, por ejemplo, bebidas alcohólicas y de medicamentos instructores. Los terapeutas tienen doctorados, y los terapeutas son especialistas restauradores que pueden componer soluciones. Un psicoanalista tiene un título otorgado por una asociación psicoanalítica después de una investigación seria.

Beneficios de la psicoterapia incluyen:

Atención personal: Se obtiene la consideración singular con respecto a la forma de abordar sus específica circunstancia, convicciones y emociones. Su historia individual, reacciones, el pensamiento y las normas de conducta personal pueden ser comprendidos, analizados y suplantados con nuevos patrones.

Cercanía: La naturaleza individual y privada del procedimiento de recuperación mejora las aptitudes de cercanía.

Protección: Unas pocas personas son torpes con participar en un entorno de reunión, o por el contrario quieren privacidad de forma más notable.

Maestro, la dirección de destino: Un dominio del preparado es cada vez más objetiva, lo que, es más, tiene la información de expertos más prominentes y la experiencia de un compañero, el apoyo, o parte reunión. Además, la psicoterapia puede ayudarle con el mantenimiento de una distancia estratégica de doce confundiendo las ideas de Paso débil con la vulnerabilidad, con acuse de recibo renuncia o una acción ética con el autoanálisis.

Las parejas de asesoramiento personal: Esta es la oportunidad de tomar una foto en problemas con su cómplice en relación con la cercanía, la crianza de los hijos, la sexualidad y la comunicación. Puede obtener destino críticas acerca de lo que está ocurriendo entre vosotros. De igual manera, le da un lugar protegido para conceder las cosas entre sí.

Unos mentores e instructores tienen habilidades increíbles y pueden servir de inspiración también, el apoyo. Se puede considerar que el responsable cuando se adapta nueva conducta y el cumplimiento de los objetivos comerciales y personales, por ejemplo, el asertividad, la reflexión, citas, lo que, es más, la reducción de peso. Descubre a alguien que sepa sobre el hábito y la codependencia.

Estos expertos no son administrados por las normas morales equivalentes a unos límites que el control autorizado expertos bienestar mental. Estar al tanto de cualquier conducta

que hace que la angustia. Un mentor o asesor (o dominio del autorizado, en lo que a eso se refiere) podrían dañar sus límites y de esta manera no sean capaces de educar la forma de construir y garantizar sus propios límites. Recuerde que ellos no están preparados para ayudarle con problemas emocionales, la intimidad y lesiones.

La inscripción en programas de Doce Pasos

Los 12 pasos fueron creados originalmente por los fundadores de Alcohólicos Anónimos para establecer directrices para la mejor manera de superar una adicción a alcohol. El programa ganando lo suficiente con éxito en sus primeros años de adicción y de apoyo for codependencia grupos otros para adaptar las medidas a sus necesidades propias.

El ir a reuniones de Doce Pasos es el método perfecto para iniciar la recuperación. Cada HÅ su propia estación. Unos encuentros tienen altavoces, una cierta escritura encuesta, y algunos son sólo de interés, sin embargo, no están obligados a compartir. En el caso de que no se preocupan por una reunión, ir a otro. Aquí hay una parte de las ventajas:

Apoyo: Se puede sentir vulnerable cuando ingresa inicialmente un programa de doce pasos. Es posible que haya tomado una puñalada en todo lo demás, excepto nada funcionó, también, nunca más tendrá la confianza en el cambio. Reuniones puede despertar a través de ejemplos de superación de la adversidad, ejercicios genuinos, y de los encuentros y la calidad de los diferentes individuos.

dirección individual: Haces compañeros que entienden lo que está experimentando. Comparten sus encuentros, la dirección y el apoyo ofrecen teléfono. Usted puede obtener un soporte - que alguien llamado a la exhortación también, el apoyo entre reuniones.

Información: Usted obtener información de la experiencia común de los individuos a largo plazo y de la escritura personalizado equipado con su inquietud.

Inspiración: Tal vez a resolver para lanzar una mejora o ser amplificado por un pensamiento intriga sin embargo en poco tiempo pierde o inspiración. Este es el lugar de un marco viene en ayuda. Sintonización de los demás puede instar y estimular proceder en el camino del progreso.

Secreto: Reuniones son misteriosos y cuidar de protección.

Se necesita tiempo - perseverar.

En hojeando este libro y comenzar la recuperación, se aumenta la atención. Usted puede sentirse abrumado por la información, necesidad de cambiar rápidamente, o se siente auto básico.

Se podría creer que se está perdiendo la marca con respecto a quién pensaban que eran, que desea ser, o que desea que otros puedan ver. Estar en silencio y, en lugar de juzgarse a sí mismo, y rodea como si usted está haciendo la investigación - recopilación de información sobre su conducta.

De hecho, incluso puede entrenar cuando se descubre una inadecuación. Su atención se está desarrollando, que es el comienzo del progreso. Grandes tutores no reprender a su bebé por caer cuando está encontrar la manera de caminar, sin embargo, se alaban sus esfuerzos. En el momento en que se ve a sí mismo en sus estándares de conducta personal de edad, tenga en cuenta lo que ha aprendido, y date cuenta, "La próxima vez, voy a tener la oportunidad de tratar con las cosas de una manera inesperada."

La recuperación es un procedimiento. Se requiere cierta inversión para convertirse en lo que es su identidad, y se necesita tiempo para desaprender propensiones y convicciones que no te sirven.

Tomar otros a lo largo

Se ha dicho que, si quieres ir rápido, ve solo; pero si quieres ir lejos, camina con los demás. Su recuperación es para ti, y ya está clasificado para la seguridad acerca de su tratamiento, reuniones, y cualquier otra cosa. Compañeros pueden dar asistencia enorme o daño significativo a su recuperación. Un gran número de personas que infunden sus propios sentimientos y no pueden escuchar desapasionadamente.

compañeros de apoyo sintonizar y no juzgar, Sin embargo, puede llamar la atención sobre delicadamente en el punto cuando usted no está siendo sencillo o en especie con uno mismo o tener deseos ridículos. Que usted y ayuda a recordar sus cualidades cuando se es demasiado baja como para pensar en ver los apoyan y alaban su desarrollo. Tenga cuidado con los compañeros que chismean, tienen inclinaciones sólidas, medicamentos de uso indebido o de licor, la envidia o por el contrario lidiar con usted, o no se relaciona guiarlo a obtener más de su preocupación. Unas cuantas personas están cargadas de reacciones y "debe tener" para su vida, a pesar del hecho de que ellos han tenido ninguna participación en lo que estás experimentando. Los codependientes a menudo hacen esto. A pesar de sus objetivos honestos, es una gran sorpresa puede dejar su organización sintiéndose más horrible. Diferentes compañeros pueden unirse al carro de culpa cuando estás resentido por alguien, que alimenta el fuego, sin que realmente le ayuda.

6

Recuperación (2): curarse a sí mismo y aumentar su autoestima

sentimiento de carácter codependientes se debilita. Se preguntan "¿Cuál es normal?" y "¿Quién soy yo?" Contrastan a sí mismos con los demás, se sienten vacío, y necesitan otra persona para sentirse total. Encontrando lo que su identidad es un procedimiento avanza y el paso inicial hacia la integridad.

Un Mecanismo de Control de Personal

La mayoría de los codependientes están tan acostumbrados a las emociones, los sentimientos, deseos y necesidades de obligar a otros que no pueden reconocer su propia cuenta. Has bloqueado a cabo la percepción de los sentidos y las fuerzas motrices naturales y emocionales que son una parte de sus señales tangibles. Este céntrico marco dirección que ilumina acerca de sus necesidades y emociones, lo alienta a utilizar el buen juicio, lo que, es más, le autoriza para evaluar con precisión los demás y las circunstancias. Algunos de ustedes pueden continuar con su vida separada de su cuerpo. El círculo críticas por parte de cuerpo a la mente no está muy asociada, debilitante su traducción de los datos de su cuerpo le permite saber. Recuperador consiste en sintonizar con uno mismo y el restablecimiento de esta correspondencia.

¿Ha reflexionado sobre lo que le gusta y aversión, acerca de sus convicciones y valores, y dejar de lado el esfuerzo de definir lo que realmente acepta y cree? Posiblemente usted ha sido atrapado con la contemplación, trabajar, formar una familia, y mucho más preciosa complaciente lo que su gente, compañeros, o necesidad cómplice y acepta. Otros de ustedes pueden darse cuenta mejor a sí mismo, sin embargo, no se atreven a desconcertar o por el contrario no puede dejar de contradecir las personas que le interesan. Llega a la conclusión de que es más sencillo de no bloquear el pontón y no entienden el gasto significativo que paga. Cada vez que se hace esto, se rinde a sí mismo. Sus retiros auto y su voz se vuelve más frágil,

Como una llama deje de existir. Usted puede terminar dormitar más, comer más, por otra parte, la pérdida de entusiasmo por las personas y los ejercicios que utilizó para apreciar. Usted ha "despulsado" toda su esencialidad normal. Antes de que se puede esperar para descubrir la satisfacción en una relación, que debe encontrar la forma de cumplir inicialmente a sí mismo. Su tarea consiste en convertir en su propio compañero más cercano.

¿Cómo se construye este sistema de control personal?

Personal Tiempo de Silencio:

Cada vez más familiarizados con alguien y resultando ser compañeros requieren tiempo juntos. El hecho de que usted ha tenido en cuenta y puede ser tímidos y requieren persistencia y la seguridad de pasear a cabo. Es necesario concentrarse en invertir más energía por sí sola para familiarizarse con uno mismo y empezar un discurso hacia el interior. Después, cuando se está cerca de otras personas, se puede comprobar con usted mismo - que es más intensamente a la luz del hecho de que usted puede ser tentado a perder todo el sentido de la dirección en la otra persona. Usted está comenzando un viaje de autodescubrimiento.

La inversión de energía con uno mismo no significa hojeando o mirando la televisión solos. (De hecho, incluso eso podría ser un problema en caso de que se está viendo a alguien.) Implica que no tienen interrupciones con el objetivo de que realmente puede concentrarse en lo que está pasando en el interior. Es más difícil en el caso de que usted tiene niños pequeños, sin embargo, usted puede hacer que sea una necesidad. Haciéndose una necesidad es nueva. Podría sentirse nueva y difíciles de separar de los demás y la calma sin interrupción, sin embargo, esta es la manera por la cual que se familiaricen con uno mismo y encontrar rica, además, la alimentación de los activos internos. No tienen suposiciones con respecto a qué tan bien o el tiempo que hace esto. Comience con un par de momentos, uno tras otro, y se obtendrá más sencillo.

Estás utilizado para una gran cantidad de presión y la tensión, y va a dejar de lado un poco de esfuerzo para calmarse. Muchos sistemas de respiración y la contemplación son igualmente útiles.

Reconociendo sus pensamientos y escuchar a su propio cuerpo

Sintonizar con su cuerpo va a ayudar a reactivar el marco de las críticas a su cerebro. Hay competidores o artistas que se dan cuenta cómo mover y controlar sus cuerpos y si está haciendo lo que necesitan, sin embargo, no son conscientes de los datos hacia el interior emocionales que puede dar. Algunos codependientes experimentan dificultad para observar precisamente su cuerpo y realmente han mutilados auto discernimientos, con frecuencia más grande o delgado, o menos atractivo. Otros no pagan una reflexión mucho con respecto a sus cuerpos.

Su cuerpo detecta cosas de las cuales usted puede no saber. Tomar una puñalada en sentarse discretamente. Respirar moderadas para relajarse. Traer su atención en su abdomen o el corazón, además, ver lo que está pasando. ¿Qué clase de temperatura, el sombreado, el grosor, sonidos, lo que, es más, el desarrollo no se toma nota? Relájese hasta que llegue la crítica. Sentarse apretado para una reacción táctil. Sintonizar a su cuerpo con los oídos en lugar de ver con sus ojos. Del mismo modo que pueda concentrarse en un problema en su vida y sintonizar sus sensaciones sustanciales a su alrededor.

Usted puede obtener una palabra, una inclinación, o una imagen. Puede que no sea una emoción, sin embargo, sólo una sensación física, regularmente un precursor ambigua e informe a la emoción, similar a la grandeza, deslumbramiento, o mareos. Usted no necesita ser aprensivos. Algo está tratando de superficie. La tolerancia es significativa. Trate de no diseccionar o formar una opinión apresurada. Simplemente dejar que los sentimientos y las imágenes hablan con usted.

Sabes quién eres

Conozca a sus sentimientos, sus deseos, sus necesidades y sus valores. Esto va un largo camino para ayudar a construir una autoestima adecuada y conducen a una vida libre de estrés.

Tus sentimientos

Sus sentimientos son su guía, y es crucial para concentrarse y escuchar a cabo. Son un pedazo de su marco input interior. atención emocional incorpora sentirlas en el grado de sensación y de nombres y comunicarlos. Numerosas personas de estado grande y no tienen la menor idea de lo que están sintiendo. Es posible que haya cerrado y negado sus sentimientos por completo, siente algo aún no puede nombrar, con la excepción de los nombres generales, por ejemplo, "Estoy molesto", o estado que se siente "grande" o "horrible." Tal vez puede asignar nombres a las emociones sin embargo mentalmente No nada "sensación" en su cuerpo. Con el entrenamiento, se puede dibujar una conclusión obvia.

¿Cómo se llega a reconocer y conocer sus sentimientos?

Respetar sus sentimientos:

De hecho, incluso los codependientes que entienden lo que sienten o se puede distinguir un número restringido de sentimientos con frecuencia no respetan sus sentimientos y no las comparta, de vergüenza o para los demás obligar. Un reencuadre típico es "¿Qué está pasando conmigo en que me siento a lo largo de estas líneas?" A diferencia de permitir 10 minutos de dejar que sus emociones flujo, es posible pasar por día juzgando y sentimientos opuestos, resultando ser progresivamente abatido y desanimado. Esto es falta de respeto a sí mismo. Por otra parte, es posible que divulga a sí mismo que sus sentimientos son sin sentido, frágil o peligroso. A pesar del hecho de que los sentimientos no son coherentes, tienen una razón de ser y la penetración de los suyos. Algunas de las veces una sensación puede parecer tonto, sin embargo, en una evaluación más profunda, hay una justificación válida para ello.

Los sentimientos no son indicaciones de defecto; simplemente son. Lo que se siente es real, y ya está clasificado para sentir que ya lo hace. Las mentiras Peligro en sentimientos sin tener en cuenta, lo que puede impulsar malas decisiones y problemas médicos. A pesar del hecho de que los sentimientos irracionales no deben controlar opciones, lo hacen con frecuencia en el punto cuando no reconocida. Por fin, respetando sus sentimientos asimismo implica tomar obligación con respecto a ellos. Nadie hace sentir algo - sólo lo hace.

Permitir que sus sentimientos:

Dejar que se materializan. Permitir que sus sentimientos tienen la intención de ir con ellos. A menudo la gente pregunta: "¿Por qué razón debería siento (airado, dolor, triste); no va a transformar cualquier cosa" Sin embargo, ¿la decisión es falsa? Respetar y permitir que tus sentimientos te transforman. Emociones flujo y corriente. Pasan, sin embargo, oponerse a ellos les hace continuar. Si no se expresa, pueden atascar en el cuerpo y causar más tormento y problemas en las relaciones. En el momento en que frenar sentimientos insoportables, que pueden resultar de lado, detonan, y hacerle daño. sentimientos positivos, de forma similar a la energía y la felicidad, Apagar el sistema, también. Usted puede incluso perder el entusiasmo por el sexo o se siente indiferente.

Una explicación codependientes no expresan sus necesidades y sentimientos es a causa de que en el pasado fueron deshonrado o ignorada. ¿Ellos piensan "qué problemas?" a la luz del hecho de que sus sentimientos no fueron escuchadas y relacionados con el crecimiento. Trate de no esperar que todas las personas responden de manera similar a su familia hizo. Recuperación incluye sabiduría de quién es confiable y no teniendo respuesta de alguien poco a.

Intente abrir su corazón a ti mismo. Poner su mano en el pecho, prever la apertura de su corazón, y relajarse. En caso de que esté furiosa, mover, grito, paso, gruñido, grito, libra. En el momento en que está establecido, exponer en él, y comprobar si se requiere una actividad. Este es el lugar en razón viene. Permitir que sus sentimientos, considere la posibilidad de comunicarlos

Es más, conseguir satisfacer sus necesidades, y después, si es de vital importancia, hacen movimiento adecuado. La consecuencia de este modo influirá en sus sentimientos y revelar a usted si la actividad se llevó el esperado resultado. Este es el medio por el cual se obtendrá de remiendos y triunfos.

Tus necesidades

Los codependientes experimentan problemas para distinguir, comunicar y satisfacer sus necesidades y deseos. Usted puede ser receptivo a las necesidades y deseos de los demás, lo que, es más, están acostumbrados a complacer a los suyos en lugar de su propio. La recuperación implica convertir esa situación. Se requiere que usted se convierte en responsable de sí mismo. Para empezar, es necesario descubrir lo que necesita y necesidad. Este es un avance fundamental en la recuperación, por lo general no tienden a programas en doce etapas.

Unas pocas personas perciben, sin embargo, no quiere que sus necesidades, o al revés, y numerosos conseguirlos confundidos. La explicación es esencial para tener sus necesidades satisfechas es a causa de que se siente tormento emocional cuando están sin duda no. Es posible que, en el tormento por otra parte, no se sabe por qué o que no se están cumpliendo las necesidades. Después de distinguir sus emociones y necesidades, entonces sería capaz de asumir la responsabilidad para conseguir satisfacer sus necesidades y sentirse mejor. Por ejemplo, en caso de que sientes lástima, es posible que no se puede entender No Eres triste y tienen un requisito para la asociación social. Independientemente de si lo hace, numerosos codependientes se recluyen en contraposición a conectar. Después de conocer el tema

Además, la disposición, se puede hacer un movimiento llamando a un compañero o la organización de ejercicios sociales.

En el momento en que se cumplan sus necesidades, se siente alegre, agradecida, protegido, querido, amante de la diversión, de alerta, lo que, es más, tranquila. En el momento en que no lo son, usted es lamentable, terrible, furiosa, cansado y desolado.

Tenga en cuenta cómo abordar o no cumple con sus problemas y lo que usted puede hacer para empezar a abordar sus necesidades.

sus deseos

Sus deseos son articulaciones de su singularidad. En el caso de que no se reflejaron en la juventud, entonces puede haber dejado necesidad. Unos guardianes dan a los niños cosas materiales, pero no lo hacen sintonizar y mantener a sus hijos. Otros deshonran a sus hijos para necesitar algo que no pueden administrar el costo de o cuando preferirían no para satisfacer las necesidades o deseos de sus hijos. No asumen la responsabilidad y reconocen la realidad. Hay tutores que dan a sus niños lo que imaginan que debe tener lugar de lo que sus hijos necesitan. Parte del tiempo, que es apropiado para negar a un niño lo que la persona en cuestión quiere, sin embargo, es esencial para confortar error del joven. Insoportable encuentro con la necesidad puede dar lugar a la convicción, "No debería necesitar." En lugar de ser deshonrado o frustrado,

Muchos de ellos no se meten lo que necesitan a pesar del hecho de que puedan asumir el coste de la misma. Otros se entretienen de forma impredecible cuando no pueden manejar el costo de la misma en un intento de llenar un voraz mucho tiempo para el amor que han perdido.

Acepta que puede hacer lo que quiera, prestando poca atención a las limitaciones presupuestarias físicas, emocionales, o en otra parte. Completa esta oración: ". Yo realmente necesito." Ser tan salvaje y creativo como pueda. Juega un poco con esta actividad y componer como

tanto detalle cómo se puede invocar. Uno de sus deseos puede convertirse en un objetivo.

sus Valores

Su filosofía se compone de sus normas, ideas y convicciones que administran sus opciones y afectan a sus sentimientos. Usted da tiempo adicional y la consideración de las cosas que más estima. Algo que los abusos de sus valores pueden hacerte furiosa o aprensión. Siendo la totalidad incorpora la realización de una gran motivación para usted.

Esta es una pieza de su aventura de autodescubrimiento. Es significativo a la luz del hecho de que, cuando se reconoce la conducta o acarreo de los demás en contrario a sus convicciones centro, que socava su confianza y autoestima. Confiabilidad implica mezcla de sus valores, convicciones y conducta - que "camina a su discusión." Sosteniendo a sus valores independientemente de la resistencia ensambla respetabilidad y poder individual.

¿Cómo sé que mis valores?

Pregúntate a ti mismo las siguientes preguntas:

- ¿Lo que el más enojado acerca de las cosas en el planeta hace?

- ¿Qué asociaciones o entidades filantrópicas que hacer, o usted, el apoyo?
- ¿Lo guías o figuras abierta consideran usted o aprecias? ¿Por quit?
- ¿Qué convicciones estrictas ¿Está de acuerdo y no puede contradecir ayuda? ¿Por qué?
- ¿Cuáles son sus puntos de vista políticos?
- ¿Qué tipos libro y la película es lo que más aprecias?

Si realmente y objetivamente contestado las preguntas anteriores, usted debe tener una imagen real de cuáles son sus valores. Puesto que usted sabe sus valores, hacer una segunda carrera hacia abajo de sus valores según lo comunicado por sus actividades. ¿Cómo iban a coordinar? Cuestionarse a sí mismo a ver en la remota posibilidad de que sus ejercicios, metas, convicciones y valores están en el arreglo. Tenga en cuenta si sus palabras y actividades coordinan sus valores. En el punto cuando no es así, ¿cómo puede hacer que se sienta? Un modelo podría estar invirtiendo una gran parte de sus cosas haciendo de energía no intenta estima y no haciendo lo que haces estima. Volver a evaluar sus valores y lo que impactó a retirarse de ellos. ¿Son una parte de sus valores estándares sin cubrir que la figura debe mantener, sin embargo, como regla general Don' t? Considerar si usted tiene que cambiar su conducta o realinear sus valores.

creer usted mismo

En la remota posibilidad de que experimentó la infancia en una familia donde se les negó sus sentimientos y discernimientos, que descubrió que podía no confía en sus señales hacia adentro - sus percepciones, impresiones y sentimientos. Por lo tanto, su capacidad de confiar en sus sentimientos y se asientan en las elecciones quedó obstaculizada. Mediante la búsqueda de otras personas en busca de respuestas, usted renuncia a continuar con su propia vida. Por otra parte, en caso de que las circunstancias no pueden percibir, lo que, es más, las personas que son riesgosas o no bravo, que terminan confiar en la gente connivencia en las relaciones que el daño que, una vez más, haciendo más dudas. Sintonizar con uno mismo y con respecto a sus sentimientos son los inicios de confiar, adorar, y asegurar a sí mismo.

Sintonice para esa pequeña voz que puede haber pasado por alto antes. Estar tranquilos porque previamente

decidir. Aviso lo que figura que "debería" hacer frente a lo que hay que hacer. Enfoque en cómo se siente cuando algo se siente "derecho", "off", o, una vez más incómoda. Esta sensación sentida podría ser su introducción inicial antes de derogar con razones inteligentes y pasan por alto o se podría esperar que pase el tiempo en la incertidumbre y desorden u obtener más datos sobre una circunstancia o por otra parte tan individual como para conseguir la lucidez. Eso está bien. Trate de no surgir. Además, saben que sus impresiones y sentimientos cambian después de algún tiempo, ya que se vuelven más familiarizado con alguien.

Para decidir, pregúntese: "¿Cuál podría ser la cosa más estimación que haga?" y "¿Cuál es mi opinión al respecto?" en lugar de, "¿Cuál es mi opinión sobre el tema?" energía invertida con uno mismo antes de la elección de pedir a los demás, y en sintonía para que su voz interna. Es particularmente crítico para sostener cuando estás en una fijación o respuesta emocional y se sienten obligados a actuar. En el caso de que usted consigue recomendaciones de otros, entrar de nuevo para ver si estas propuestas coordinan sus signos en el interior. Cuanto más haga esto, más sólida y más a tierra que se convierte en la voz, y empezar a confiar en usted mismo - su cuerpo, sus decisiones, consideraciones, y los sentimientos - para hacer su vida su cuenta.

Sintonización de uno mismo es asimismo el paso de revelar su entusiasmo. A raíz de su corazón, independientemente de lo que otros pueden indicar incluye peligro. Habrá ocasiones en las que se asientan en malas decisiones, ya sea en razón de que se hizo un seguimiento de la insuficiencia de datos o datos negados sobre un individuo, circunstancia o sus propias necesidades y restricciones. En el momento en que esto ocurre, en lugar de regañar a ti mismo, pensar en ella como una experiencia de aprendizaje para establecerse en mejores decisiones la próxima vez. Esta es la manera en que usted fabrica certeza.

Pasos prácticos para Construir la Autoestima

Aprender a vivir con sus insuficiencias

El perfeccionista tiene normas relativas inaccesibles cada pequeña cosa sobre usted, su conducta y las personas a lo largo de su vida. Vive en un universo de fantasía. Perfeccionista puede concentrarse en fracasa, eficiencia, su cuerpo, la capacidad atlética,

o por otro lado el trabajo, en su centro se encuentra la convicción de que usted no es suficiente aquí y allá - lo suficientemente atractiva, adecuada, suficientemente brillante, suficiente, etc.

El perfeccionismo es una desviación de estas convicciones insoportables. Usted puede pensar que es difícil completar las tareas sobre la base de que su trabajo no suele ser grande. La lumbrera toma una decisión acerca de usted por no cumplir con las directrices ridículos del perfeccionista. La forma en que no hay tal cosa como la perfección no tiene sentido para el perfeccionista ya que estaría fuera de una vocación.

El remedio para el perfeccionismo es autorreconocimiento. Para reconocer algo, no es necesario que te gusta, simplemente para reconocer que - tal y como está. Un par de cosas sobre sí mismo que puede transformar; otros no pueden. Incomprensiblemente, hasta que se reconoce a sí mismo, es difícil de cambiar en absoluto, ya que está en la lucha con el mundo real.

Hacer una carrera hacia abajo de sus convicciones sobre sí mismo. ¿De qué manera usted siente que está sin duda no es suficiente? ¿Cómo influyen sus convicciones sus actividades? Mirada en el espejo y el estado "En realidad yo reconozca de manera similar a mí mismo tal como soy." ¿Sería capaz de decir que - sin náuseas? ¿Te gusta lo que ves? ¿Lo protestas sonar una campana? Cortés,

Se me olvidó - mirada en el espejo al descubierto. Posiblemente se mantiene lejos de los espejos en general. Eso en sí mismo socava su confianza. Usted está tratando de mantener lejos de y negar lo que a partir de ahora acepta sobre sí mismo. Inevitablemente, hay algunas cosas que no cuida. Posiblemente usted piensa que debe ser viejo, o sus pechos son demasiado poco, las caderas son excesivamente amplia, o las piernas son excesivamente corto. No es necesario que gustar lo que ves, sólo para enfrentar y reconocer la verdad se trata de usted. Refrito en voz alta, "me acepto de manera inequívoca, a pesar de que…" En el caso de que no se puede, en ese estado de la punta, "Me reconocer mi negativa a reconocer que soy (grasa)." Para ello, el trabajo del espejo a lo largo de unas pocas semanas. Componer sus sentimientos en su diario.

Empezar a hacer

Poner lo que has descubierto sin dudar e ir a por todas es el más dominante

acercarse a montar confianza. Que hace movimiento de auto confesando, por ejemplo, la comunicación de sí mismo, definiendo límites, y haciendo lo que necesita, puede sentirse incómodo desde el principio y el nerviosismo maquillaje, la culpa, y el auto pregunta. Desgracia y que acompaña a la baja confianza, pavor e incomodidad de ser juzgado, cometer errores, o tirarse todo hacer que sea difícil para salir en una extremidad. Por otra parte, tener un locus fuera del control y haber tenido el control o deshonrar guardianes bancada de su capacidad para reconocer las necesidades y deseos.

Trabajando a sí mismo fuera de la acción auto confirmando puede estancar su desarrollo. Estos son en gran medida elementos disuasorios para la construcción de la confianza, la toma de decisiones, y ponerse en primer lugar.

Plan para anticipar esta obstrucción - al igual que la irritación posterior a la utilización de los músculos débiles - lo que, es más, se dan cuenta de que es una indicación de que usted está haciendo la mejor opción. Dese el crédito para salir en una extremidad. Pasando por las ramas construye otro auto discernimiento. Que se familiaricen con el mismo, a sus inclinaciones, y lo que está en forma para de otra manera. A continuación, sería capaz de expandirse en eso y salir en una extremidad, toda la estructura de su falta de miedo.

Tarde o temprano, este tipo de acciones se sienten progresivamente regular y menos tensión incitar, hasta que, en algún momento, se termina precipitadamente haciendo ellos - el establecimiento de límites, preguntando por lo que necesita, teniendo una puñalada en algo nuevo, comunicando una suposición minoría, dándose crédito y llevar a cabo ejercicios progresivamente agradable - incluso solo. Usted descubre que tiene menos sentimientos de odio y decisiones y que las relaciones son más simples. Usted comienza a recibir y se ama y aprecia el camino hacia viviente.

Hacer una carrera hacia abajo de las cosas que preferiría hacer, y hacerlas - no esperar un tiempo para un acompañante para obligar a ti. Hacer una carrera hacia abajo de las cosas que estás reacios a hacer. Conversar con un compañero instando apoyo o soporte que ayudan a probar sus sentimientos de inquietud y tomar más peligros.

Mentalidad positiva

Estás en todos los casos o bien ponerse abajo o te alzas. Usted puede

decidir ser por sí mismo o contra uno mismo. Usted percibe cómo el Pandit, empujador, lo que, es más, Perfeccionista se daña. En la actualidad se debe sembrar semillas de charla positiva de sí mismo. Es depende de usted para energizarse, en cualquier caso, cuando estás abajo o aprensión. Un cambio interno positivo es igualmente crítico para impulsarse a salir en una extremidad, hacer cambios, y convertirse progresivamente autónoma. Usted puede hacer lo que confía en que pueda, y no se puede hacer lo que no puede confiar en usted.

Para ello, en primer lugar, hay que reconocer su valor. Todo el mundo le gusta alabanzas, un gesto de felicitación y reconocimiento para una ocupación bien hecho. ¿Por qué estar tranquilos para la bondad de los demás? Es depende de que se den cuenta y aclaman mismo. ¿Usted ha visto cómo el brillo de los demás aclamar rápidamente borrones? En el punto en el que ofrecen a sí mismo, el resplandor espera. Conversar consigo mismo acerca de sus victorias, como quisieran que un compañero. Puede que un refrito y relajarse en ella con tanta frecuencia como desee. Hacer esto realmente cambia la forma en que usted se considera y aumenta su confianza. No es equivalente a los certificados de purga.

Se ofrecen crédito a sí mismo que está patrocinado por la comprensión - recuerdos de acciones positivas que pueda revisar. Tenga en cuenta, certificaciones positivas son de apoyo, sin embargo, debe ser acogida por acciones positivas. La certeza no es vanidad o la pomposidad. La certeza se siente seguro en sí mismo depende en información real sobre sus cualidades y limitaciones. Por otro lado, la vanidad se habla de auto dulce injustificada o una sensación exagerada de su propia importancia, y la soberbia es una sensación equivocada de prevalencia sobre otros. Tanto compensar la baja confianza.

Hacer promesas a sí mismo y cumplirlos

Los codependientes que no se considerarían romper una cita con un compañero normalmente romper responsabilidades a sí mismos: "Mañana voy a empezar un régimen de alimentación"; "Mañana voy a ir al centro de recreación". Al hacer esto, usted está perdiendo el control de sí mismo - salvo que, en ciertos casos, podría ser más ganas de descansar en lugar de hacer lo que arreglar. Hay decisiones y resultados, y usted es responsable de sus decisiones y acciones.

Intentar constantemente para recoger en su circunstancia personal más elevado - que no le puede dar pronta satisfacción todavía dará lugar a beneficios de largo recorrido y mejora de la autoestima. Esta es la manera en que usted alimenta a su jardín y mantenerlo sonido.

La otra cosa acerca de permanecer tranquilo acerca de las responsabilidades está cumpliendo con sus propios deseos. Estar seguro de sus deseos son razonables. ¿Sería razonable para hacer una limpieza de primavera en un día o en una carrera de larga distancia antes de una carrera de 5 km? Restante silencio acerca de las responsabilidades es como ensayando sus valores. En la remota posibilidad de que usted anticipa que usted mismo debe documentar sus evaluaciones en los plazos previstos sin embargo siguen dejando, en poco tiempo vas a estar cansado de sí mismo, y su criticón tendrá un día de campo.

7

Recuperación (3): De cara al Mundial

Tener curado, es necesario integrar a sí mismo de nuevo en el mundo exterior, esta vez, como una nueva personalidad. Un aspecto clave de la integración es la comunicación. La correspondencia es fundamental en un grado tal que puede representar el momento de la verdad una relación por otra parte, es básico para el progreso. Refleja su confianza a los miembros del público - para bien o de manera negativa. Los codependientes experimentan los efectos nocivos de las propensiones correspondencia rotos aprendido en sus familias crecía. En las familias más rotos, uno o los dos guardianes son distantes o contundente y rara vez se confía. Los codependientes normalmente duplican estos estilos. Algunos esquivar la lucha, además, recoger la armonía a cualquier precio. Se sienten en el borde como lo hicieron con sus padres mientras crecía. Otra culpa, bloquean, o responden cruelmente.

Entonces, ¿cómo se construye una comunicación efectiva, típico de una persona libre de la codependencia?

expresa tus sentimientos

Usted ha comenzado a reconocer sus sentimientos, necesidades y valores, y cómo no de control, tenga cuidado, o no responde. La colocación de energía lo que has dado cuenta y expresarse es donde las cosas se vuelven reales. Encontrar la manera de impartir de forma viable ensambla su confianza. Se necesita práctica y audacia.

En el momento en que sofocar sus sentimientos o pasar por alto sus necesidades, las relaciones perdura por otra parte, que la falta de respeto Cuenta usted está tratando de crear. En la remota posibilidad de que su proceso de pensamiento es el control, control o alguien solución, sus palabras son copia de estos comportamientos codependientes, en todo caso, cuando su proceso de pensamiento es expresar su Ser, sus palabras transmiten que el interés principal está en usted, no el otro individuo, cuya reacción que resulta ser menos significativa. Es normal que la gente confundir a reflexiones y sentimientos en hablar. Para el caso, supongamos que está irritada que su compañero domina su solicitud a la llamada en la remota posibilidad de que él va a llegar tarde para la cena. Es posible afirmar, "Siento que eras (desconsiderada, etc.)." Este anuncio daña el sexto C, para garantizar a sí mismo. Se juzga a su conducta, sin destapar cómo se siente o cómo influye en su conducta que. Una guía confiable es, en la remota posibilidad de que se puede sustituir "pensar" para "sensación" en ese punto que usted ha expresado sus pensamientos o sentimientos, que son regularmente las decisiones acerca de la otra persona. La aplicación de esta norma, "Creo que usted era descortés" no brisa a través de la evaluación de los sentimientos y está tomando una decisión acerca de otra persona. Más bien, se podría afirmar, "me sentí despedidos (o 'inmaterial' o 'daño') cuando no me llamaste," o "no me importa porque cuando..." "En ese momento usted ha expresado sus pensamientos o sentimientos, que son regularmente las decisiones acerca de la otra persona. La aplicación de esta norma, 'Creo que usted era descortés' no brisa a través de la evaluación de los sentimientos y está tomando una decisión acerca de otra persona. Más bien, se podría afirmar, "me sentí despedidos (o 'inmaterial' o 'daño') cuando no me llamaste," o "no me importa porque cuando. . . ". "En ese momento usted ha expresado sus pensamientos o sentimientos, que son regularmente las decisiones acerca de la otra persona. La aplicación de esta norma, 'Creo que usted era descortés' no brisa a través de la evaluación de los sentimientos y está tomando una decisión acerca de otra persona. Más bien, se podría afirmar, "me sentí despedidos (o 'inmaterial' o 'daño') cuando no me llamaste," o "no me importa porque cuando. . . ".

En el momento en que expresa sus sentimientos o tomar una posición, otros no sienten la necesidad de proteger y legitimar a sí mismos ya que apenas está discutiendo usted mismo.

Cuanto más impotentes que puede estar en la expresión de sus sentimientos, más receptiva a su público será. Su sensación subyacente podría ser ultraje o desdén sin embargo tratan de distinguir sus sentimientos más profundos y expresarlos. Esto es especialmente difícil de hacer cuando estás emocional. Es útil para hacer una pausa y considerar lo que sientes y lo que implican o transformadas de conducta que necesita. Para ser decisiva, trabajar en afirmar que antes de someterse a la discusión.

Deje que se conocen sus necesidades y deseos

La mayoría de los codependientes no transmiten sus necesidades. Que temen el despido o la mortificación ya que no se sintonizó o fueron humillados en la adolescencia. Después de haber reconocido lo que necesita y necesidad, el mejor enfoque es a petición rodeos ella. Esto puede ser aterrador cuando no está acostumbrado a ella. Los codependientes frecuentes fallos y escudriñar, que acaba de mensajes del sistema contenciones y menos probabilidad de obtener las necesidades satisfechas.

Decirle a la gente el resultado beneficioso de llenar su solicitud. Esta es la inspiración persuasiva: "En el caso de que se me reveló cada vez más acerca de lo que está pasando en el trabajo, que me hace sentir más cerca de ti." Usted puede asimismo incluir una explicación sensación sobre el resultado de la conducta inversa: "Cuando no se divulga a mí lo que pasa en el trabajo, me siento olvidé y evitó de una pieza importante de su vida."

Ser asertivo

El asertividad consiste en tomar los lugares que son inmediatas. Una posición es una declaración acerca de lo que va a hacer o no hacer, lo que le gusta o aversión, lo que necesita o no necesita, y lo que estás dispuesto a soportar o no. Los codependientes responden y se dio un revés. Se disfrazan y solicitar que las preguntas se mantengan alejado de la lucha, de despido y análisis. En el caso de que no se mantienen firmes, sin embargo, se puede afirmar que no puede organizar las necesidades o posiciones enfrentadas. Nada se instaló.

Numerosas personas creen que es inútil para expresarse si la otra persona no estaría de acuerdo o reconocer su posición. Esa no es la motivación detrás de hablar para arriba. Lo estás haciendo para que cambie su conducta compatible, no permite transformar conclusiones de otra persona. En el momento de hacer algo de ruido, se siente mejor consigo mismo y la relación sólo por haber expresado a sí mismo. A medida que se desarrolla su autoestima, que está cada vez más bien en contraste con las convicciones y conclusiones. Es posible que necesite a alguien para actuar contrastante mediante la definición de un límite, sin embargo, incluso considerando todas las cosas, el individuo no tiene por qué estar de acuerdo con usted, sólo para considerar su solicitud.

Algunas reglas útiles de comunicación para un individuo recuperarse de la codependencia:

Aquí hay algunos consejos para recordar:

- Los codependientes hacen algunos recuerdos difíciles de encontrar y mantener su situación bajo presión. En el momento en que no está seguro, dejar de lado un poco de esfuerzo para acumular sus contemplaciones y sentimientos sin que nadie más. Estado: "Déjame considero", o "Voy a golpear para arriba en eso."
- "No" es una sentencia final. No es necesario que legitimas o aclarar sus sentimientos por otra parte, las

contemplaciones. Siempre que sea abordado, utilizar la estrategia de registro destrozado y mantener refrito, "No estoy contento con él."

- Es posible que debe ser laboriosa. Utilizan la estrategia de registro destrozado y tener cuidado de no hacer gofres, o socavar toda la intrepidez que se tardó en refrito mismo. Al final, el público va a cansarse de preguntar. Practicar con extraños, similares a los vendedores por teléfono.

- No es necesario responder a cada pregunta planteada en su caso. Se puede decir, "prefiero no contestar a eso", o "yo preferiría no hablar de ello." Usted puede descubrir responder a todas las preguntas es una propensión entusiasta que es difícil de romper. La mayoría de las personas se sienten como los jóvenes interrogados. Utilizar el mal estado procedimiento de registro también, un refrito de su anuncio.

- Usted reserva un privilegio para alterar su punto de vista moviéndose a lo largo sin más aclaraciones.

- No lo recomiendan lo que la otra persona debe hacer para que su no más satisfactoria.

- Aviso si sigues hablando cuando la otra persona ha sintonizado a cabo. Si es así, parar y preguntar cuándo podría ser un tiempo decente para continuar la discusión. Se puede decir lo mismo "Creo que he perdido su consideración."

- por delante plan para problemáticas discusiones. Tenga en cuenta sus sentimientos e instrucciones paso a paso para expresarlos; en ese estado de la punta lo que necesita.

8

El mantenimiento de la recuperación

Para recuperarse de la codependencia es un largo plazo, casi proyecto sin fin, y como tal el recuperador debe estar listo para guardar en él durante un período considerable de tiempo. Este capítulo trata de consejos para ayudar a mantener el proceso de recuperación, independientemente de desafíos que pueden venir a tu manera.

Obtener el control de su vida

Para enganchar algo es darle autoridad. La recuperación está vinculada con hacer usted mismo su propia posición - lo que te gusta, lo que necesita y lo que elija, en lugar de conceder o responder a otra persona. En cualquier caso, repugnante es una reacción que se debilita. Para que tenga autoridad implica convertirse en un creador alucinante. Eso puede sentirse como una obligación abrumadora. Es poner su confianza con energía.

Para ello hay que tener conocimiento de algunas cosas:

Lo que debe controlar

La mayoría de los codependientes tienen un locus de control externo de lo que implica que piensan componentes exteriores son la razón de lo que les ocurra a ellos y cómo se sienten. Los codependientes esperan y confían en que el cambio se originará a fin de cuentas o algún otro individuo. Su concentración y el poder están fuera de sí mismos. Se ven a los demás para sentirse mejor y afirmar de ellos, sobre todo en lo que respecta a las relaciones. Pero también ellos tienden a racionalizar o acusar a otros o condiciones por sus problemas y cuando las cosas no salen como estaba previsto. A medida que dejar de hacer eso y empezar a asumir la responsabilidad de su vida y sus sentimientos, acciones y omisiones que está constantemente tomando la espalda de la capacidad, y el locus de control se convierte en el interior, en sí mismo. Cada vez que no lo hace si no es mucha molestia responden, o alguien de control, y expresar sus sentimientos, conclusiones y puntos de corte, que está fabricando su confianza y un locus interno de control. A dejar de ser una víctima desafortunada. Usted deja pasar su vitalidad tratar de cambiar o controlar a otra persona. En caso de que esté abatido y tener esa sensación común desafortunada víctima, usted asume la responsabilidad de hacer cambios para convertirse en optimista, en todo caso, cuando no se puede "arreglar" el problema. Este es un procedimiento que incluye la construcción de confianza, resultando ser autoportante, definiendo límites, y la reparación de su pasado. El último avance está demostrando que recién descubierta confianza y arrojo. Expresando su voz en sus relaciones, así como sus habilidades, capacidades, y la imaginación en el planeta. En el punto cuando se descubre alguna nueva información, cuando se toma el cuidado de un problema sin que nadie más, cuando estás haciendo lo que te gusta, y cuando estás logro de sus objetivos, se siente autónomo y seguro y anticiparse a cada nuevo día. Se da cuenta de que puede cuidar de sí mismo, lo que, es más, es una sensación extraordinaria.

Las personas con un locus de control interior son cada vez más fructíferas en todos los ángulos de sus vidas. Ellos aceptan que los resultados dependen de sus acciones, lo que, es más, el esfuerzo en comparación con el karma, de condiciones de la línea, y las cosas más allá de su control. Hay pruebas en línea que puede tomar para decidir su locus de control. Afortunadamente, usted puede cambiar su locus de control. Después de entender que se puede tener ningún tipo de efecto en la vida de reclamación y sensación de bienestar, de empezar a tomar su espalda capacidad.

Ser decisiva

Una gran parte de los codependientes reconocer lo que otros deben hacer todavía tienen un tiempo de asentarse en extrema decisiones por sí mismos, incluso los más pequeños, de forma similar a lo que para arreglar fuera del menú y cómo manejar su tiempo extra. Pueden mantenerse alejado de la dirección básica en general y practicar su hábito, el sueño, el estrés sobre alguien, o pedir a los demás sus conclusiones.

En el caso de que experimentó la infancia en una familia con principios severos, o en la remota posibilidad de que uno de los padres estaba controlando, usted no tiene la oportunidad de establecerse en las decisiones importantes ni tienen la ayuda de tutores para ayudarle con encontrar la manera de para encontrar sus sentimientos acerca de algo y las opciones de manómetros y los resultados. Los niños pueden entender rápidamente cómo tener una mente independiente. Gran crianza de los niños les permite asentarse en las decisiones de ajuste de la edad. Incorpora sintonizar y de vuelta a lo que refleja un joven sus sentimientos y necesidades y conceptualización de los resultados de diversas decisiones. niño sonido crianza de los niños asiste a reconocer y confiar en sus sentimientos en la solicitud para construir un locus de control en el interior de lo que necesitan y la necesidad.

En el momento en que usted no tiene la menor idea de lo que sientes y no tienes talento en la consideración de los resultados de sus acciones y resultados plausibles, pequeñas decisiones pueden sentir monumental. Por el contrario, actúa sin pensar en el futuro, así como mantenerse alejados de ellos, lo que, es más, construir un marco independiente de la mente hacia su vida. Usted puede comenzar a buscar a otros por la dirección, y sus suposiciones puede llegar a ser más importante que la suya. En caso de que seas un deleitó, que no tendrá ningún deseo de defraudar. Tenga cuidado no sólo de los compañeros que dan a conocer a usted lo que debe hacer, sin embargo, de las cifras de potencia también. En cualquier caso, cuando estás pagando un experto de la exhortación, investigar diferentes opciones y asegurar la acción se toma está alineada con sus valores.

Más bien, busque ayuda en la consideración de los resultados de sus opciones, que le permite asentarse en sus propias decisiones y hacerse cargo de sus asuntos. En numerosas familias inútiles, los niños son rechazados para hacer fracasa honestos. De vez en cuando, la disciplina es grave, discrecional, y errática. Esos sentimientos de inquietud soportar, en cualquier caso, cuando se está nunca más vivir con sus padres. Ese padre aún vive dentro de ti como tu culpa-buscador y no le permitirá a perdonar a sí mismo para fracasa. Perfeccionismo y la quieren ser lata impecable frecuentan cada opción con el objetivo que tiene que investigar cada compra, practicar conversaciones privadas, y evadir nuevos encuentros.

Otro factor es temor a la desilusión. En las familias vejado, guardianes con poca frecuencia a un lado el esfuerzo de los niños de confort cuando están frustrados. La adaptación a la insatisfacción es un pedazo de desarrollo, se dio cuenta cuando guardianes comprenden y se identifican con los sentimientos a sus jóvenes.

Las decisiones no están bien o mal; sólo hay resultados. Por lo general, usted no sabrá hasta que se vaya por las ramas y se asientan sobre una decisión. Date permiso para explorar, alterar su punto de vista, y comprometerse errores. Este es el medio por el cual se desarrollan y se vuelven más familiarizado con uno mismo y el mundo.

Tener objetivos y trabajos hacia el cumplimiento de ellas

Un buen número de los codependientes reconocer lo que otros deben hacer todavía tienen un tiempo intenso de colocar en las decisiones por sí mismos, incluso los más pequeños, de forma similar a lo que disponer de un menú y cómo manejar su tiempo disponible. Pueden mantenerse alejado de la dirección básica fuera y hacia fuera y practicar su hábito, el sueño, el estrés sobre alguien, o pedir a los demás sus sentimientos.

En la remota posibilidad de que experimentó la infancia en una familia con normas severas, o en la remota posibilidad de que uno de los padres estaba controlando, que no tienen la oportunidad de establecerse en las decisiones importantes ni tienen la ayuda de tutores para ayudarle con averiguar cómo encontrar sus sentimientos acerca de algo y las opciones de manómetros y los resultados. jóvenes

puede averiguar rápidamente cómo tener una perspectiva independiente. Gran crianza de los niños les permite asentarse en las decisiones de ajuste de la edad. Incorpora sintonizar y de vuelta a lo que refleja un joven sus sentimientos y necesidades y conceptualización de los resultados de diversas decisiones. niño sonido crianza de los niños asiste a distinguir y confiar en sus sentimientos en la solicitud para construir un locus de control en el interior de lo que necesitan y la necesidad.

En el momento en que usted no tiene la menor idea de lo que sientes y no tienes talento en la consideración de los resultados de sus acciones y resultados plausibles, pequeñas decisiones pueden sentir monumental. Por el contrario, actúa sin pensar en el futuro y, además, mantener una distancia estratégica de ellos, además, construir una disposición inactiva hacia su vida. Usted puede comenzar a buscar a otros por la dirección, y sus evaluaciones puede llegar a ser más importante que la suya. En caso de que seas un deleitó, que no tendrá ningún deseo de defraudar.

Tenga cuidado no sólo de los compañeros que dan a conocer a usted lo que debe hacer, sin embargo, las cifras de potencia también. En cualquier caso, cuando estás pagando un experto en busca de consejo, investigar diferentes alternativas y asegurar la acción se toma está alineada con sus valores.

Podría ser tentador para solicitar que un psicoterapeuta se asiente en sus decisiones. Más bien, busque ayuda en la consideración de los resultados de sus opciones, que le permite asentarse en sus propias decisiones y hacer frente a sus problemas. En numerosas familias inútiles, los jóvenes son rechazados para hacer fracasa inocentes. A veces, la disciplina es extrema, discrecional, y excéntrico. Esos temores soportar, en cualquier caso, cuando se está nunca más vivir con sus padres. Ese padre aún vive dentro de ti como tu culpa-buscador y no le permitirá a excusarse para fracasa.

Otro factor es temor a la frustración. En las familias afligido, guardianes de vez en cuando a un lado el esfuerzo conjunto de los niños de confort cuando están confundidos. La adaptación a la insatisfacción es un pedazo de desarrollo, se dio cuenta cuando guardianes comprenden y se identifican con los sentimientos de sus hijos.

Las decisiones no están bien o mal; sólo hay resultados. Por lo general no se sabe hasta que se vaya por las ramas y se asientan sobre una decisión. Date permiso para explorar, alterar su punto de vista, y comprometerse errores. Este es el camino a desarrollar y se familiaricen con uno mismo y el mundo.

Sabe lo que es bueno en

Todo el mundo tiene una capacidad para algo. Usted puede mejorar sus habilidades y bendiciones con el entrenamiento. ¿Usted ve o tiene un talento para las cosas en una región que otros no lo hacen? ¿Mostrar mejora con respecto a sus compañeros o tomar la iniciativa en circunstancias específicas? Tal vez usted sabe a partir de ahora lo que eres genial, al mismo tiempo, al igual que muchas personas, subestimar sus dones y capacidades. Ejercicios y clases a la que se superan las expectativas probables utilizan sus regalos. Puede adaptar nuevas habilidades y mejorar con la preparación y la práctica. En la remota posibilidad de que usted aprecia lo que estás haciendo, estás despertado cada vez más rápido para adaptarse.

Tal vez usted aprecia el cuidado de los niños tienen una capacidad de comprender y conversar con los jóvenes. No todas las personas lo hacen. ¿Es preciso decir que usted está emitido regularmente un comandante del grupo de votación? ¿Mantiene los planes de gasto, interceder debates acompañantes, arreglar las cosas con eficacia, tomar las mejores fotos, involucrar a la gente, o correr el más rápido? Unas pocas personas pueden cantar en cualquier nota, familiarizarse con un lenguaje, el desarrollo de las plantas, ganar contiendas, convencer a los demás, dibujan lo que ven, inventan historias, pintura, prendas de estructura, o planes de maquillaje de coordenadas. Nunca especulado que tenía una alta aptitud para las relaciones distantes hasta que se indicó a cabo mí, pero me di cuenta de cómo reunir una bolsa apretada y generalmente podía decir si las imágenes eran uniformemente suspendidas o de los muebles encajaría en un espacio.

Considere empleos y posiciones que ha celebrado, incluyendo capacidades voluntario en la iglesia, club, y de la escuela. Deteriorado las aptitudes que se requieren y los que ha aprendido. Por ejemplo, en el chance fuera que tenía una actividad secretarial, se utilizó numerosas habilidades, por ejemplo, la composición, las aptitudes de PC, clasificando, alterar, redacción de cartas, documentación, que trata de las llamadas telefónicas, reuniones reserva para su jefe. En la remota posibilidad de que usted compuso un premio, lo necesario para preguntar acerca de, diseñar estrategias, componer, investigar, organizar, alter, hacer afirmaciones influyentes, el gasto planifican, facilitan con el personal, y potencialmente organizar la proposición.

9

El Nuevo Usted: El programa de doce pasos

El programa de doce pasos es una serie de guías del núcleo esbozar una estrategia para la recuperación de la adicción y otros problemas emocionales o de comportamiento, incluyendo la codependencia; y te introducirá en una nueva atmósfera-emocional, en definitiva, si se siguen religiosamente, que dará a luz un nuevo yo. Los Doce Pasos de los programas de doce Escenario hacerle un modelo de vida que realmente funciona. Numerosos codependientes no tienen tales modelos. Ellos provienen de familias rotas y refrito que mostrar o no tienen idea de cómo amablemente vivo.

Los Doce Pasos son reglas para ayudarle con el trabajo de su Ser genuina en lugar de partir de un sentido de auto impulsado por el miedo y el control. "Trabajar los pasos" no sólo se libera de la dependencia, sin embargo, además, afecta a una de carácter y de cambio de otro mundo. Los pasos dependen de todo incluido estándar y son sustancialmente el equivalente en la totalidad de los programas, a continuación, de nuevo, en realidad la fase inicial en cada programa se ajusta para adaptarse a la esclavización específico.

La versión adoptada en este libro es el desarrollado por el Co-Dependientes Anónimos (CoDA). Debe tenerse en cuenta que estos pasos no son de ninguna manera cronológica; se puede empezar desde cualquier lugar.

Paso 1- Abrazando tu impotencia

La aceptación de la impotencia ante una dependencia - independientemente de si una sustancia, acción, o luego de nuevo otros - es un estándar de centro de los programas de doce fases, incluida la coda. Adictos y codependientes tienen una mentalidad inútil sobre el control. Tratan a cualquiera de control o cualquier cosa que impida lo que necesitan - en especial los demás que dependen para su satisfacción. Un poco de razonamiento y conducta fastidiosa codependientes gira alrededor de afectar y ser distraído con otros.

Regularmente es posible que alguien intente de control para mantener lejos de la agonía y el temor de la desgracia - la pérdida de calor, pérdida de la solidez de un amigo o miembro de la familia, o la pérdida de una relación. Los esfuerzos por controlar a los demás dependen de un sueño, una falsa creencia de que puede controlar a los demás. Te mantiene voluntariamente ignorantes y puede hacer su vida inmanejable con el argumento de que usted está tratando de controlar algo que no puedes. En la remota posibilidad de que sus reacciones y esfuerzos para el control y la corrección no han considerado cuantificable, que podría ser débil para el cambio a otra persona o circunstancia. Ya es bastante difícil cambiarse a sí mismo, incluso con impresionante esfuerzo. Cuanto más se centran alrededor de otra persona para usted, cumplir con el más infeliz y cada vez más distanciado de sí mismo que se convierte.

Mientras tanto, sus prácticas y fijación en el que torreón individual en renunciar de la miseria y la agonía de dar y de la sustancia genuina o prevé que le da miedo. Su comprensión de la primera fase se desarrolla durante la recuperación. El escenario principal es la afirmación de que hay un problema o fijación; en segundo lugar, que sus esfuerzos para controlar que está haciendo su vida ingobernable; en tercer lugar, que eres débil sobre él; y cuarto, que ayuda realmente radica en cambiar sus propios estados de ánimo y la conducta.

Paso 2- exuda Hope

Esta progresión es una actualización consoladora que la ayuda está accesible cuando se está tentado a volver a la conducta de edad. Numerosas personas aceptan que el poder es Dios y encontrar ayuda rápida en ensayar la Etapa Dos. Otros aceptan que el poder es la astucia de los Doce Pasos - "programa" o su ser superior. No obstante, para algunos, esta progresión espejos de un procedimiento continuo ("Nos llegaron a aceptar..."). Paso confirmación de dos ofertas que tiene un cómplice para ir en horas desesperado y puede ayudar con el abandono.

Paso 3- Rendirse

La tercera fase solicita que se asientan en la elección extrema de entregarse situación focal de su personalidad como jefe de su vida y de convertir su voluntad y la vida "a la consideración de Dios como llegamos a Dios." Las palabras "como comprendimos Dios" dejan el significado de Dios depende de usted.

Esta progresión es la directriz detrás del acto de "renunciar" y "darle la vuelta", lo que implica que usted no controla los resultados, comportamientos y prácticas de los demás, o de día en día decepciones que pueden desencadenar un retroceso en la conducta de edad. La idea de renunciar a puede ser especialmente sorprendente a numerosos codependientes que se han originado a partir de un hogar de la indiferencia, la coacción, abuso, o un padre opresivo. La construcción de la confianza es un procedimiento, sin embargo, como la confianza en un Poder Superior paso a paso se desarrolla, también lo hace la capacidad de dar y empuje hacia la conducta progresivamente práctica.

Independientemente de si usted tiene confianza en Dios o recuperarse de la codependencia, la realidad es frecuentemente agonizante. En cualquier caso, cuando la vida va bien, todo el mundo pierde amigos y familiares, es para el bienestar y diferente pierde, y en las patadas finales del cubo. Sea como fuere, en la decisión de la rendición propia voluntad, ya está listo para la vida reconoce con sensatez y con aplomo y es de esta manera listo para vivir con más éxito. Esto no mata a sus emociones; En realidad, se le autoriza a reconocer ellos y que puedan transmitir - sollozo en la remota posibilidad de que usted debe hacer un movimiento o que sea de su mayor ventaja. Negando la miseria cierra el corazón y la calidad dinámica y obstaculiza su risita. Porque es en la apertura a la experiencia existente, aparte de todo lo demás que su seguridad y satisfacción mentira real.

Esta progresión no implica que usted no tiene metas o se esfuerza hacia ellos. Sin importar lo que necesita hacer el trabajo de pies para lograr resultados que necesita; Sea como fuere, da instrucciones a abrazar el aquí y ahora y hacer un esfuerzo para no resultados de control y otras personas. A decir verdad, la organización y la acción podría ser en realidad lo que se requiere en el momento, en lugar de estrés o acuerdos restrictivos. Actualmente está justificada teniendo en cuenta cómo decidir cuando su propia voluntad está trabajando. Un maestro perspicaz dijo una vez, "la gente está tratando continuamente de reconocer su voluntad de la voluntad de Dios. Cuando las cosas funcionan, lo llaman la voluntad de Dios. En el punto cuando las cosas no lo hacen, lo llaman la propia voluntad."

La mayoría de los codependientes no tenían ayuda para la toma de decisiones crecimiento. Desgracia, además, la codependencia causa la duda y la ausencia de certeza. En el caso de que usted ha intentado una y otra vez a poner algo en marcha o alguien impacto y no ha logrado sus resultados ideales, tal vez usted está tratando de conducir su voluntad. En algunos casos, se puede hacer un intento decente para protegerse a sí mismo de dolor que usted se lastima en el último. O por el contrario que el estrés sobre las cosas que nunca suceden, mientras que la catástrofe golpea sorprendentemente fuera de la tierra de fantasía. El usuario no puede conocer la voluntad de Dios hasta que se intenta también, conoce a sí mismo y de la realidad mejor a través de la experimentación, el descubrimiento de lo que funciona y lo que no, y cómo se siente acerca de sus acciones y decisiones.

Paso 4- autoexamen

Los codependientes están tan centrados en torno a otros temas y de los demás que con frecuencia su propia conducta va sin examinar. La distracción con otros como la fuente de su miseria le permite escapar de las realidades difíciles sobre sí mismo. Usted puede ser ajeno en cuanto a cómo su propia conducta ha causado o añadido a su miseria. No es simplemente debido a las acciones de los demás, el destino, o la desgracia. Desarrollo está más allá del reino de la imaginación hasta que se enfrentó al hecho de la cuestión. En la actualidad, con más la atención de sí mismo, Paso Cuatro prescribe que componen una acción con miras a revelar ejemplos de las emociones y la conducta rotos.

Trate de no utilizar Cuarto paso de criticar o desgracia a sí mismo; más bien utilizarlo para la revelación de sí mismo, para revelar penetración en sus debilidades. Si lo hace, fabrica la atención de sí mismo, que es vital para la satisfacción, el desarrollo, y el desarrollo.

Un "de la ética" propone que algunas acciones son correctas y los demás están equivocados. Esto implica que se analiza a sí mismo ya sus acciones pasadas y honestamente toma un vistazo a sus emociones, inspiraciones, estados de ánimo, y "la naturaleza exacta de sus males" desde el punto de vista de la recuperación de la codependencia. En el caso de que usted hizo las prácticas de autodescubrimiento a lo largo de este libro, que acaba de iniciar una acción. Trate de no permitir que el Pandit para emitir un juicio sobre ti a medida que compone. Componer abiertamente, sin editar. Posteriormente, se le auditar sus acciones con un soporte, sea como fuere, pasar por alto que a medida que compone y enfoque en ser "valiente y buscar" según va levantando su pasado.

Paso 5- Compartir su culpa y arrastrando a otros

Paso cinco pide que usted se convierte en impotente y acogedor con su Poder Superior y descubrir la "naturaleza exacta" de sus errores. Es otro nivel de darse por vencido. La experiencia de su fragilidad y de la humanidad a través de la afirmación legítima de sus imperfecciones a sí mismo, Dios, y otra persona que se cree. La culpa, sentimientos de odio y desgracia incapacitante comienzan a disolverse con ternura y, con ellos, autoodio y el desánimo. A medida que se desarrolla su conciencia de sí mismo, también lo hace su autoestima. En el tratamiento, este procedimiento incluye la revisión de la juventud tormento y el desaliento, que construye la compasión por sí mismo, así como a otras personas.

Numerosas personas están en el borde sobre hojeando sus acciones. Es fundamental para elegir a alguien que no juzga de su confianza y sentido, que comprende el programa, que ha trabajado los pasos de antemano por su cuenta, lo que, es más, que ha sintonizado con las acciones de otra persona. Examinando su acción puede tomar más de una reunión, depende de su longitud y la minuciosidad de su apoyo. En un mundo ideal, el individuo puede ayudarle con sentimientos que distinguen, procesos, estados de ánimo, y las imperfecciones que pueda haber pensado ignorados, y criar a sus diseños y dónde ha acusado injustificadamente a sí mismo. Prepárese para tener un punto de vista receptivo, ya que esta es una gran posibilidad para averiguar acerca de sí mismo y ayudar a su peso. Se sienta las bases para cambios significativos en sus estados de ánimo y la conducta. A pesar del hecho de que el pasado no se puede cambiar, su visión de que tiende a ser. Se puede reparar, y las relaciones puede recuperarse cuando hay la capacidad de perdonar.

Regularmente las personas experimentan un peso importante levantado en la estela de compartir sus acciones.

Algunos no lo hacen, con el argumento de que se sienten culpables por sus debilidades. Agarrando la culpa ellos fortalecen y te mantiene pegado previamente. ¿Le mantener rechazando un compañero que realmente admitido? Practicar una compasión similar hacia sí mismo.

Paso 6- Abrazando los cuales son

Los pasos dan una disminución delicada y continua del ser interior y la voluntad propia como el punto focal de su vida. En primer lugar, concedes No Eres débil sobre los demás y que hay un poder más notable que tú; y después se le acerca a convertir su vida a ese poder. A continuación, está coordinado para almacenar sus defectos y más profundos, hechos deshonrosos información privilegiada y para impartir a Dios y otra persona.

Después de algún tiempo, se empieza a entender que la atención por sí sola no es suficiente. "Conseguir totalmente preparado" es el procedimiento de renunciar a "tener a Dios expulsar cada una de estas imperfecciones de carácter." Aquí Sexto paso varía desde el Paso Tres, que normalmente está conectada con ceder el control de las circunstancias o cosas fuera de sí mismo. Sexto paso subraya el procedimiento mental de cambio individual que se desarrolla a lo largo de la recuperación. Se habla de una mejora adicional de la autoaceptación y abre la puerta de entrada al cambio.

Los esfuerzos para el cambio pueden ser desconcertante. Para su consternación, usted encuentra que sus esfuerzos para cambiar y renuncian a sus desafortunadas tendencias y deficiencias que se benefician nada, independientemente de sus objetivos sinceros. Dado que usted percibe su conducta adictiva e inútil, que resulta ser perturbar progresivamente y torpe. viejas prácticas nunca más trabajan. ¡Tiende a enfurecer! Sea como fuere, sus esfuerzos no son que no tiene fin; que son cruciales, sin embargo, también lo es la súplica y la reflexión retratado en el Paso Once. A fin de cuentas, que pueden sentirse vulnerables o desanimado en evolución. Acercarse a este periodo con la autocompasión, con el argumento de que las manifestaciones de la codependencia y un gran número de sus prácticas rotos ayudaron a soportar, lo que, es más, esquivar otras cuestiones y tormento. Renunciar antes de reconocer lo' s en la tienda puede sentir la vida en peligro. Prevención refuerza su baja autoestima en el momento en que se sintió juzgado. Complacer a la gente originó a partir de la desgracia y el terror, y ha permitido a la sensación asociada y adorado. Al ser un supervisor ayudó a mantenerse alejado de la autorresponsabilidad, sin embargo, además, dio un sentimiento de valor y seguridad que usted sería necesario y no estaría lejos de todos los demás. Tal vez usted permitió el abuso sobre la base de que no se podía definir los límites o potencialmente dudaron en dejar una relación y se quedan sin ninguna otra persona. Se requiere una cierta inversión para cambiar en el que mejorada. Resultando ser segura de sí misma, autónoma, y el aumento de su autoestima requiere nuevas aptitudes. Complacer a la gente originó a partir de la desgracia y el terror, y ha permitido a la sensación asociada y adorado. Al ser un supervisor ayudó a mantenerse alejado de la autorresponsabilidad, sin embargo, además, dio un sentimiento de valor y seguridad que usted sería necesario y no estaría lejos de todos los demás. Tal vez usted permitió el abuso sobre la base de que no se podía definir los límites o potencialmente dudaron en dejar una relación y se quedan sin ninguna otra persona. Se requiere una cierta inversión para cambiar en el que mejorada. Resultando ser segura de sí misma, autónoma, y el aumento de su autoestima requiere nuevas aptitudes. Complacer a la gente originó a partir de la desgracia y el terror, y ha permitido a la sensación asociada y adorado. Al ser un supervisor ayudó a mantenerse alejado de la autorresponsabilidad, sin embargo, además, dio un sentimiento de valor y seguridad que usted sería necesario y no estaría lejos de todos los demás. Tal vez usted permitió el abuso sobre la base de que no se podía definir los límites o potencialmente dudaron en dejar una relación y se quedan sin ninguna otra persona. Se requiere una cierta inversión para cambiar en el que mejorada. Resultando ser segura de sí misma, autónoma, y el aumento de su autoestima requiere nuevas aptitudes. d ser necesario y no estaría lejos de todos los demás. Tal vez usted permitió el abuso sobre la base de que no se podía definir los límites o potencialmente dudaron en dejar una relación y se quedan sin ninguna otra persona. Se requiere una cierta inversión para cambiar en el que mejorada. Resultando ser segura de sí misma, autónoma, y el aumento de su autoestima requiere nuevas aptitudes. d ser necesario y no estaría lejos de todos los demás. Tal vez usted permitió el abuso sobre la base de que no se podía definir los límites o potencialmente dudaron en dejar una relación y se quedan sin ninguna otra persona. Se requiere una cierta inversión para cambiar en el que mejorada. Resultando ser segura de sí misma, autónoma, y el aumento de su autoestima requiere nuevas aptitudes.

Hasta que aprenda de ellos y expulsar la razón por la que las viejas tendencias sirven, continúan. Al final usted entiende que su fe en su capacidad para el control pone en una alucinación. El cambio ocurre en vosotros, pero no por sí mismo. Al borde de la miseria, el punto de inflexión final, se convierte en el momento decisivo - unos objetivos que nunca habría previstos o diseñados. Una oruga no puede imaginar se convierta en una mariposa encantadora.

Paso 7- usted mismo Humilde

Para cualquier longitud de tiempo que se intenta cambiar y acusate al mismo tiempo, no hay movimiento ocurre. Es posible llegar al punto en el que se rinde sin remedio. Por fin, se visualiza directamente la finalidad de quietud y reconocimiento y está preparado para recibir ayuda de un poder más notable que usted mismo. Paso siete recomienda que hace su consulta una fuente más allá de sí mismo. Se requiere humildad en relación a Dios. Esto no es una indicación de deficiencia, sin embargo, del desarrollo. Usted ha hecho una evaluación auténtica de sí mismo y sus impedimentos y entiende que muchas cosas están fuera de su control. Las ofertas de programas confían en que existe ayuda cuando se está preparado para beneficiarse a sí mismo de ella.

Todo el procedimiento de trabajo con su orgullo y carácter abandona progresivamente te hace impotente, de buena fe, y sin pretensiones - todos los necesarios en las relaciones sólidas. En el punto en que se sintió autosuficiente y en control, aún dependían de controlar a los demás y como expansiones de sí mismo. Con el reconocimiento de su propia fragilidad y deficiencias, se gana la simpatía y la capacidad para reconocer otros.

Paso 8 Una evaluación de los que podría tener dolor

Los primeros pasos deben moverá la compasión por otras personas. Ocho pasos y nueve fortificar que, con una fuente de inspiración. A partir de sus acciones y su auditoría con su apoyo, que causa una decadencia de las personas que han hecho daño, ¿cómo es posible que los haya hecho daño, y por qué se les debe a los cambios. Sus razones, objetivos sinceros y apoyos no son aplicables. En caso de que esté siendo cuestionable o albergar sentimientos de culpa o desdén, agregarlos a su carrera hacia abajo, ya que los pasos cuatro y nueve tienen la intención de aliviar de sus recuerdos y emociones insoportable. La parte principal de este paso, simplemente pide que haga una carrera hacia abajo. Hay algunas personas a las que se siente preparado para presentar la reparación adecuada - tal vez sus hijos.

Al principio, puede que no estar muy dispuestos a pedir perdón a las personas que, además, le han picado, por ejemplo, un compañero o padre opresivo. Eso está bien. Preparación puede venir. Aun así, ponerlos en su carrera hacia abajo. Trate de no saltar adelante y En visión presentando la reparación adecuada. Solicitud de que Dios apaciguar su corazón y le dan la fortaleza mental y la capacidad de ofrecer algún tipo de reparación. Perdón es para el bienestar de su propia y remendar. Regularmente, los codependientes indiferencia a sumarse a su decadencia. Algunos encuentran la presentación de la reparación adecuada a los demás mucho más simple que ofrecen algún tipo de reparación a sí mismos.

no debe ser algo que decir sobre toda la autoculpa, la autonegación, y el sacrificio que ha dispensado en sí mismo. ¿Tiene descuidado para mantenerse seguro con límites y mantenerse a sí mismo con apreciando la bondad?

Reparaciones Paso 9- Hacer

La gran mayoría tiene ansiedad cuando se observa con el ofrecimiento de algún tipo de reparación. Sin embargo, el Noveno Paso es una píldora dura que mantiene en la construcción de la quietud y la empatía. Usted está tomando obligaciones con respecto a sus acciones pasadas y cuidar de ellos detrás de usted tenga un nuevo comienzo - otro alquiler en la vida - en el que se practican las nuevas prácticas usted está aprendiendo en la recuperación. Numerosas personas, incluido yo mismo, han tenido encuentros optimistas que ofrecen algún tipo de reparación. Es increíblemente satisfactorio y verdaderamente apoya su autoestima.

Paso nueve prescribe hacer cambios "directos", lo que implica que los hacen en persona en cualquier punto concebible. Es, además, implica que usted se disculpa por conducta explícita, sin sumando Estoy hasta ("el corazón roto en la remota posibilidad de que te he hecho daño") o golpes alrededor de la zarza. En el caso de que el individuo está muerto o no se puede descubrir, descubrir métodos electivos para la presentación de la reparación adecuada. Por ejemplo, puede redactar una carta o visitar una tumba in situ. Es posible ofrecer su tiempo, dar a una filantropía, o ayudar a alguien en una situación como la persona a quien le debe revisa. Algunos revisan serán significativos, en el que está pagando en efectivo o devolver o suplantando cosas dañadas o tomadas. Eso' s fundamental que hable por completo cada cambio va a hacer con un soporte u otra confió en el manual para decidir si es apropiado y explícitamente lo que ha estado y de hacer. corrige vivir asimismo implica cambiar su estado de ánimo y la conducta en una relación que va por delante.

Paso 10- diario Nuevo examen

Pasos Diez al Doce son vistos como pasos de mantenimiento, a la luz del hecho de que la recuperación y el desarrollo de otra rara vez se terminaron, sin embargo, un procedimiento constante. Estos tres pasos sencillos dan dirección a continuar con una vida profunda. Se recomienda que se pueden iniciar desde el primer momento en la recuperación.

Los programas de Doce Pasos subrayan la conducta moral - tomar la mejor decisión, en oposición a la celebración hasta que sienta ganas de hacerlo. Paso Diez prescribe que se tome en curso de valores y, cuando mal, hacer breves cambia para mantener el nuevo comienzo en su asociación con uno mismo, así como a otras personas. El tiempo adicional que va después de los daños, el más problemático es elevar el dolor y perdón. Tiempo Del mismo modo se puede activar para defender su conducta y "pasar por alto" al respecto, sin embargo, recuerda el ajeno. En la remota posibilidad de que te das cuenta de que has herido a alguien, todavía hace bajar su autoestima. altera breves, además, avanzar deber auto, lo que, es más, la familiaridad con desafortunadas incorpora trozos de sí mismo. Cuando algo se siente mal, se ve que tiene algo que ver con ella y que' es tu obligación moral de actuar y cambiarse a sí mismo. La culpa se cambia más a asumir la responsabilidad por sí mismo. Esto expande la conciencia del impacto de sus palabras y acciones y avances de desarrollo, de solidaridad, de desarrollo, y la tranquilidad.

La totalidad de su trabajo difícil en los últimos pasos hace que se ve a sí mismo y su conducta aún más claramente. Se llega a apreciar su tranquilidad emocional sobre la culpabilidad por otra parte, se lamentan y entender que sus errores daño a sí mismo más que a nadie. Este paso mitiga contra pasar a la justicia propia, control, y el odio. En lugar de expresiones vacías de remordimiento, que ha recogido la libertad para legítimamente conceden cuando se está fuera de la base. Con frecuencia es a sí mismo que debe cambios. Una encuesta diaria que mantiene justo con uno mismo. Esto debería ser posible hacia el final del día. Hace que usted permanece por encima de su conducta codependiente para que no se deslicen una vez más en viejos propensiones. Control de dichos disminuye su recurrencia

hasta que se desvanecen. Recordar que sus acciones incorporaron sus beneficios.

Almacenar las cosas positivas que haces todos los días, también. Puede ser que sean menores o bondades logros, por ejemplo, la definición de un límite, lo que permite a alguien para avanzar más allá de usted en línea, llamar a un compañero de borrado, o la compra de flores por sí mismo.

Mientras que usted está moliendo, incluir cosas que estás agradecido por.

Paso 11- permanecer conectado al Poder Superior

A través de estas medidas lo ideal es que se ha llevado más cerca de cerraduras con su Poder Superior. Paso Once proporciona una guía clara sobre la mejor manera de crear, además, en vivo desde su enfoque profunda recientemente descubierta - su Ser. Sin embargo, se necesita el control de preguntar deliberadamente y pensar de forma rutinaria y el aspecto de dirección hacia el interior de Dios (a medida que Dios - su energía más alta). Esto aumenta su conciencia de sí mismo y fortalece su relación con su Ser real, no en sus falsas, auto codependiente. Avanza nueva conducta, al disminuir la reactividad Por otra parte, el temor que une el cambio y expandiendo la capacidad de recuperación de la tensión y el vacío como la conducta de edad y estructuras auto internas se apartan.

Paso tres (la entrega de su voluntad a la consideración de Dios) no es una elección de una vez y para siempre, ya que sin duda va a pasar por alto. Paso Once le recuerda que debe dar regularmente a la voluntad de Dios. Tanto la petición y la reflexión "mejorar" su asociación con Dios, cuando ensayado todos los días. Otra cosa, el nerviosismo, el control, y el retorno odio en reacción a las insatisfacciones y daños de la existencia diaria regular.

En cualquier caso, recordando a Dios por sus decisiones, se obtiene la certeza y la armonía que el nerviosismo y la ansiedad mitigar. Solicitando la dirección de su Poder Superior puede convertir en una propensión sonido. Usted encontrará que usted tiene un cómplice en la concreción de su vida y nunca más que depender exclusivamente de sí mismo. Paso Once implorantes orientaciones "sólo para información sobre la voluntad de Dios" en lugar de apelar a Dios por los resultados explícitos o dependiendo de sus antiguas propensiones a controlar a las personas y ocasiones, que conducen regularmente a la frustración. Súplica puede ser escritural o compuesta por usted u otros. Puede intercambiar con Dios en el papel o hablar con su energía más alta en su psique o por lo que cualquiera puede escuchar. Simplemente expresar las palabras, "Ayudadme" es una petición. Curiosamente, la contemplación es un acto de reflexión centrado con respecto a calmar a su psique sin ser ocupada por los problemas y las fijaciones con el fin de sintonizar para el curso de Dios. Las respuestas no pueden venir de inmediato, por lo que debe encontrar la manera de mostrar moderación.

Los codependientes experimentan dificultades con la persistencia. Ellos aceptan que tienen que hacer algo, y que compiten con energía que se mete más arriba. Paso Once recuerda a dejar de arreglos convincentes o agonizando sobre cómo una relación, el encuentro, posible empleado cumplir en marcha, acuerdo comercial, o la prueba serán los resultados. ¡Se anima a que se alinean con el arreglo de Dios - independientemente de si se caracterizas que a medida que el mundo real! A averiguar cómo rendirse a lo que es. Muy bien puede resumirse como: "Hágase tu voluntad".

Paso 12- Poner todo esto a la práctica

Esto es, con mucho, el paso más importante que todos los otros pasos no se materializarán en nada si se ponen en práctica deliberada.

Paso Doce peticiones que la práctica de estas normas en la totalidad de sus empresas, a la luz del hecho de que usted se lleva y su conciencia a cada relación, ocasión, lo que, es más, la interacción en el que se bloquean. Es insuficiente para ser sencillo con su cómplice sin embargo engañosa en sus interacciones profesionales, o estar enojado hacia su jefe aún no hacia sus compañeros. La explicación es que el alma también, la tranquilidad se ve socavada. A pesar de todo lo que está influenciado, y que es menos dispuestos a estar disponible para usted y sus conexiones más estrechas cuando la culpa o el odio merodea en las sombras de su psique.

Este paso, además, pide ser diferentes de la administración a los codependientes que están sufriendo. Paso Doce en él se reemplaza "codependientes" con "otros". Puede ser cualquier persona que está fuera de suerte y abierto a encontrar a cabo sobre el programa. Transmitir el mensaje no incluye el cuidado de los problemas de las personas o el empoderamiento de la codependencia. Tratar de no ser envuelto con temas de otra persona en el coste de cuidar de su propia. Esto es un retroceso. En la remota posibilidad de que sentirse enojado o are fijarse en la otra persona, es posible que haya descartado sus límites, Lo que, es más, probablemente sobrepasaron los de la otra persona. Transmitir el mensaje debe asimismo ser educado por los Doce programas Paso costumbre de depender de "atracción en lugar de avanzar." El enfoque más ideal para hacer esto es ser un model. Despite el hecho de que recomendar un programa de doce pasos puede ser adecuado, molestando a alguien a encontrar apoyo para su codependencia es codependiente y abusos paso uno. Por el contrario, ayudar a otras personas resuelven problemas y localizar sus propias respuestas sin la guía oferta. Mostrar empatía, establece los límites apropiados cuando importantes, y ayuda a explicar las alternativas del individuo, que pueden incorporar ir a una reunión o en busca de tratamiento.

Trabajar estos pasos requiere práctica diaria y cuidado. Numerosos recién llegados se dispusieron a trabajar los pasos en un par de meses, sin entender que están en una aventura. Usted es raramente totalmente envuelto. Eso no es debido a su deficiencia o un motivo de vergüenza, sin embargo, sólo espejos de su humanidad. La garantía de la aplicación de estas normas a su vida es el cambio. Usted sigue siendo básicamente lo que su identidad es, sea como fuere, verá su conducta y comportamientos cambio. A construir una brújula interna y no se conviertan en tanto reactiva sino más pacífico y agradecido.

EPÍLOGO

¿Es que valga la pena?

El viaje a la recuperación y la libertad de la codependencia es largo, de enormes proporciones, y requerirá tomar decisiones incómodas. Puede que tenga que poner fin a las relaciones seculares, acabar con sus "amigos", indirectamente a otros "Herido", y muchos más. También tendrá que hacer frente a la creación de una nueva marca personal, diferente a la del pasado. ¿Cómo sus amigos, la familia y la sociedad en general tomar esto?

Teniendo en cuenta la carga emocional, psicológico, mental y física, incluso esto tendrá en tú- pregunta obvia es, ¿merece la pena?

La respuesta a lo anterior la pregunta puede ser realizada por una sola persona y que eres tú. Pero ahora que lo pienso de los beneficios. Usted será libre de las ataduras emocionales; deja de vivir una vida en riesgo de depresión y / o suicidio; simplemente es dueño de su vida y tener el control de la misma. El proceso de recuperación sin duda merece todo el esfuerzo que pueda reunir.

CPSIA information can be obtained
at www.ICGtesting.com
Printed in the USA
BVHW041051080321
601999BV00006B/299